颈椎疼痛怎么办

主 编

李廷俊 郭 力

编 者

于 涛　王红微　王丽娟　白雅君　付那仁图雅
刘艳君　孙石春　孙丽娜　齐丽娜　李 瑞
张 彤　张 楠　张黎黎　侯燕妮　董 慧

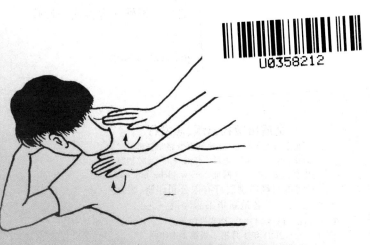

金盾出版社

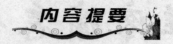

内容提要

本书简要介绍了颈椎病基本知识、颈椎病分类、临床表现、诊断、西医疗法、中医疗法、牵引与物理疗法及调养与护理等内容。本书图文并茂、通俗易懂，力求使读者看得懂、学得会、用得上。

本书实用性强，适合广大群众、颈椎病患者及其家属阅读，也可供医护人员及中医爱好者参考使用。

图书在版编目(CIP)数据

颈椎疼痛怎么办/李廷俊，郭力主编．—北京：金盾出版社，2021.1

ISBN 978-7-5186-1628-2

Ⅰ.①颈… Ⅱ.①李…②郭… Ⅲ.①颈椎—脊椎病—诊疗 Ⅳ.①R681.5

中国版本图书馆 CIP 数据核字(2019)第 058032 号

金盾出版社出版、总发行

北京市太平路 5 号(地铁万寿路站往南)

邮政编码：100036　电话：68214039　83219215

传真：68276683　网址：www.jdcbs.mil.cn

三河市双峰印刷装订有限公司印刷、装订

各地新华书店经销

开本：850×1168　1/32　印张：10.375　字数：215 千字

2021 年 1 月第 1 版第 1 次印刷

印数：1～3 000 册　定价：29.00 元

(凡购买金盾出版社的图书，如有缺页、倒页、脱页者，本社发行部负责调换)

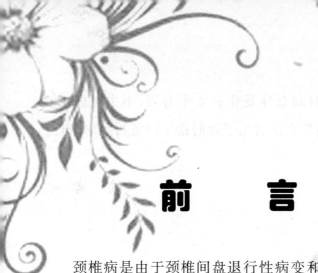

前言

颈椎病是由于颈椎间盘退行性病变和骨质增生所引起的一系列临床症状,现已成为危害人们健康的常见病、多发病。颈椎病可发生于任何年龄,以40岁以上年龄的人为多见。随着社会竞争的日益激烈,人们工作、学习压力的不断增加和劳动强度的进一步加大,近年来颈椎病的发病率有明显增高趋势。为了使广大患者和读者了解颈椎病,明确颈椎病对健康的危害,从而有效摆脱疾病的困扰,我们本着科学、合理、简明的原则精心编写了《颈椎疼痛怎么办》这本书。

本书内容实用,语言精练,详细介绍了颈椎病基础知识、颈椎病分类、临床表现、诊断、西医疗法、中医疗法、牵引与物理疗法及调养与护理等内容。本书图文并茂、通俗易懂,力求使读者看得懂、学得会、用得上。

本书实用性强,适合广大群众、颈椎病患者及家属阅读,也可供医护人员参考使用。

由于编写时间仓促及作者水平有限,书中可能出现疏漏之处,恳请广大读者给予及时指正以备再版时修订。

编　者

目　录

第一章　颈椎病基本知识

问：正常颈椎是怎样组成的？ …………………（1）
问：正常人的颈椎活动范围有多大？ …………（3）
问：什么是颈椎的前凸生理曲度？ ……………（4）
问：脊髓的功能有哪些？ ………………………（5）
问：什么是椎动脉？ ……………………………（7）
问：颈部疼痛一定是得了颈椎病吗？ …………（7）
问：什么是颈椎病，颈椎病有哪些症状？ ……（9）
问：为什么颈椎病的患病率高？ ………………（11）
问：颈椎病的病因有哪些？ ……………………（12）
问：颈椎病与环境、气候有关系吗？ …………（14）
问：颈椎病发病率最高是哪个季节？ …………（14）
问：哪个季节治疗颈椎病效果最好？ …………（15）
问：颈椎病的易患人群有哪些？ ………………（16）

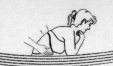

- 问：颈椎病为何"重女轻男"？……………………（20）
- 问：女性爱美会得颈椎病吗？……………………（21）
- 问：婴幼儿也会得颈椎病吗？……………………（24）
- 问：如何降低婴幼儿患颈椎病的概率？…………（26）
- 问：儿童颈椎病及其防范措施有哪些？…………（26）
- 问：颈椎病的危害有哪些？………………………（28）
- 问：颈椎病治好了还会复发吗？…………………（30）
- 问：为什么颈椎先天性畸形易诱发颈椎病？……（31）
- 问：呼吸道疾病和咽喉部炎症会引发颈椎病吗？………………………………………………（31）
- 问：引起颈肩部平衡失调的原因有哪些？………（33）
- 问：哪些动作容易引起颈椎受伤，我们如何保护受伤的颈椎？……………………………（35）
- 问：躺着看电视会引发颈椎病吗？………………（36）
- 问：睡觉会引发颈椎病吗？………………………（37）
- 问：缺乏锻炼更易患颈椎病吗？…………………（38）
- 问：什么是颈椎间盘突出症？……………………（38）
- 问：颈椎间盘中的髓核是怎样发生退行性病变的？………………………………………………（39）
- 问：颈椎间盘中的纤维环是怎样发生生理退变的？………………………………………………（40）
- 问：颈椎间盘的软骨板是怎样发生变性的？……（40）
- 问：颈椎椎体骨刺是怎样形成的？………………（41）

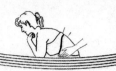

- 问：颈椎病为何多发生于颈椎下段？……（42）
- 问：急刹车对颈椎有什么影响？……（44）
- 问：乘车睡觉对颈椎的危害有哪些？……（44）
- 问：经常打牌和打麻将对颈椎有什么影响？……（45）
- 问：坐长途汽车时，怎样才能更好地保护颈椎？…（46）
- 问：趴桌子睡觉对颈椎有危害吗？……（47）
- 问：长时间吹空调对颈椎有哪些危害，如何避免空调对颈椎的伤害？……（48）
- 问：用脖子夹着手机打电话对颈椎有什么影响？……（49）
- 问：长期背单肩包对颈椎有什么危害？……（50）

第二章 颈椎病的分类

- 问：颈椎病都有哪些类型？……（51）
- 问：脊髓型颈椎病发病因素有哪些？……（53）
- 问：脊髓型颈椎病的类型有哪些？……（54）
- 问：什么是食管型颈椎病？……（55）
- 问：什么是混合型颈椎病？混合型颈椎病患者应注意哪些方面？……（56）
- 问：颈椎间盘突出症有哪几种类型？……（57）
- 问：中医理论对颈椎病有哪些认识？……（57）
- 问：颈椎病中医分型中的痹证又有哪些分型？…（60）

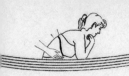

问：颈椎病中医分型中的眩晕又有哪些分型？ … (61)
问：颈椎病中医分型中的痿证又有哪些分型？ … (62)

第三章 颈椎病的临床表现

问：颈椎病早期症状有哪些？ ……………………… (64)
问：什么是颈型颈椎病，其症状有哪些？ ………… (65)
问：落枕与颈型颈椎病的区别有哪些？ …………… (66)
问：神经根型颈椎病的症状有哪些？ ……………… (67)
问：神经根型颈椎病的典型体征有哪些？ ………… (69)
问：椎动脉型颈椎病的症状有哪些？ ……………… (70)
问：为何说椎动脉型颈椎病患者切忌"猛回头"？ … (72)
问：脊髓型颈椎病的症状有哪些？ ………………… (73)
问：脊髓型颈椎病的典型体征有哪些？ …………… (75)
问：交感型颈椎病的症状有哪些？ ………………… (77)
问：食管型颈椎病的症状有哪些？ ………………… (78)
问：食管型颈椎病引起的吞咽困难症状如何
　　分级？ ……………………………………………… (79)
问：混合型颈椎病的症状有哪些？ ………………… (79)
问：颈椎间盘突出症有什么临床表现？ …………… (80)
问：压痛点与激痛点有什么区别？ ………………… (82)

目 录

第四章 颈椎病的诊断

- 问：颈椎病诊断的一般原则和最新诊断标准有哪些？ (83)
- 问：颈椎病有哪些自我检查？ (84)
- 问：颈椎病的自我判定有哪些？ (86)
- 问：你知道颈椎病的医院诊断程序吗？ (88)
- 问：颈椎病易被误诊误治吗？ (90)
- 问：颈椎间盘突出症的诊断标准有哪些？ (91)
- 问：食管型颈椎病的诊断标准有哪些？ (92)
- 问：颈椎不稳症的诊断标准有哪些？ (93)
- 问：神经根型颈椎病的诊断标准有哪些？ (94)
- 问：神经根型颈椎病需与哪些疾病相鉴别？ (96)
- 问：颈型颈椎病的诊断标准有哪些？ (98)
- 问：颈动脉型颈椎病需与哪些疾病相鉴别？ (99)
- 问：椎动脉型颈椎病的诊断标准有哪些？ (100)
- 问：脊髓型颈椎病的诊断标准有哪些？ (101)
- 问：脊髓型颈椎病需与哪些疾病相鉴别？ (102)
- 问：交感型颈椎病的诊断标准有哪些？ (104)
- 问：交感型颈椎病需与哪些疾病相鉴别？ (105)
- 问：颈椎病的试验检查有哪些？ (106)
- 问：颈椎病的颈部触诊检查有哪些？ (108)

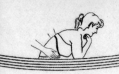

问：颈椎活动度的检查有哪些？………… (109)
问：如何选择颈椎病的影像学检查？………… (110)
问：颈椎病的X线检查及其表现有哪些？…… (111)
问：如何看懂X线检查报告单？………… (113)
问：颈椎病的CT检查适应证有哪些？……… (114)
问：颈椎病患者在CT检查前的注意事项有
　　哪些？…………………………………… (116)
问：如何看懂颈椎CT片？………………… (117)
问：颈椎病和颈椎间盘突出两者肌电图有什么
　　不同？…………………………………… (118)
问：颈椎病磁共振检查的适应证有哪些？…… (119)
问：颈椎病碘油造影的临床意义有哪些？…… (121)
问：颈椎病的经颅多普勒检查及其注意事项
　　有哪些？………………………………… (123)
问：如何看懂经颅多普勒检查报告单？……… (124)
问：中医耳穴诊断颈椎病的方法有哪些？…… (124)

第五章　颈椎病的治疗

第一节　颈椎病的西医疗法 ………… (126)
问：颈椎病有哪些治疗原则？……………… (126)
问：颈椎病患者如何正确选择药物？……… (127)
问：颈椎病常见的内服镇痛药有哪些？…… (129)

目 录

问：颈椎病常见的外用镇痛药有哪些？……（132）
问：颈性眩晕常用的西药有哪些？……（132）
问：肢体麻木无力的常用西药有哪些？……（134）
问：颈椎病常用的营养神经药有哪些？……（134）
问：颈椎病急性发作时用哪些脱水药？……（137）
问：口服药物治疗时应注意什么？……（138）
问：颈椎病局部封闭疗法有哪些作用？……（139）
问：颈椎病局部封闭疗法禁忌证有哪些？……（140）
问：颈椎病局部封闭疗法常用的方法有哪些？……（141）
问：颈椎病手术治疗的基本原理是什么？……（143）
问：颈椎病需要手术治疗的适应证有哪些？……（144）
问：颈椎病不能采用手术治疗的情况有哪些？……（146）
问：颈椎病手术前的一般准备工作有哪些？……（147）
问：颈椎病手术前的训练内容有哪些？……（148）
问：颈椎病手术的麻醉方式有哪些？……（150）
问：影响颈椎病手术疗效的因素有哪些？……（151）
问：颈椎病患者手术方式的选择有哪些？……（153）
问：适合颈椎前路手术的患者有哪些？……（153）
问：适合颈椎后路手术的患者有哪些？……（154）
问：什么情况下需做椎体完全切除术？……（155）
问：哪些患者适合使用椎间融合器？……（156）
问：哪些患者适宜做人工椎间盘手术？……（157）
问：颈椎病的硬膜外激素疗法是什么？……（158）

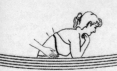

问：什么是颈椎病髓核化学溶解法？ ………… （159）
问：如何用微创手术治疗颈椎病？ …………… （160）
问：什么是颈椎前路减压及钢板内固定术？ … （161）
问：什么是治疗颈椎病射频消融术？ ………… （162）
问：颈椎病西医手术的局限性有哪些？ ……… （163）
问：颈椎病手术疗效的类型有哪些？ ………… （164）
问：颈椎病手术的并发症有哪些？ …………… （165）
问：颈椎病手术后的注意事项有哪些？ ……… （166）
问：颈椎病患者手术后如何做复查？ ………… （168）

第二节　颈椎病的中医疗法 ……………… （169）

问：治疗颈椎病常用的中药有哪些？ ………… （169）
问：颈椎病常用的中成药有哪些？ …………… （171）
问：治疗神经根型颈椎病的中药方剂有哪些？ … （177）
问：治疗脊髓型颈椎病的中药方剂有哪些？ … （178）
问：治疗椎动脉型颈椎病的中药方剂有哪些？ … （179）
问：服用中成药的注意事项有哪些？ ………… （180）
问：哪些颈椎病患者服用中药疗效不理想？ … （181）
问：颈椎病患者服用中成药可能出现不良反应
　　的原因有哪些？ ………………………… （182）
问：颈椎病患者服用中药时的禁忌有哪些？ … （183）
问：颈椎病患者如何自制中医药枕？ ………… （184）
问：药枕治疗颈椎病的机制有哪些？ ………… （186）
问：适合颈椎病患者的中医药枕有哪些？ …… （187）

目 录

问：药枕疗法的注意事项有哪些？……………（190）
问：药枕疗法的不良反应有哪些？……………（191）
问：适合颈椎病的中药酊剂外擦法有哪些？…（192）
问：中药热敷疗法如何治疗颈椎病？…………（194）
问：中药热敷疗法的注意事项有哪些？………（194）
问：颈椎病的中药熏洗疗法有哪些？…………（195）
问：颈椎病的熏蒸处方有哪些？………………（197）
问：中药熏洗疗法的注意事项有哪些？………（198）
问：颈椎病常用的膏药有哪些？………………（198）
问：常用于颈椎病的药浴疗法有哪些？………（202）
问：药浴疗法的注意事项有哪些？……………（205）
问：颈椎病可以用药酒疗法吗？………………（205）
问：如何把握药酒治疗的剂量和疗程？………（207）
问：适合颈椎病患者的药酒有哪些？…………（207）
问：颈椎病药酒疗法的注意事项有哪些？……（210）
问：颈椎病常用的指压法有哪些？……………（210）
问：颈椎病常用的自我指压法有哪些？………（214）
问：颈椎病常用的中医正骨疗法有哪些？……（216）
问：正骨手法的注意事项有哪些？……………（217）
问：颈椎病的头部按摩法有哪些？……………（218）
问：颈椎病的手部按摩法有哪些？……………（219）
问：颈椎病的足部按摩法有哪些？……………（221）
问：按摩疗法的注意事项有哪些？……………（224）

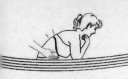

问：中医耳穴贴压药物治疗颈椎病的方法有
哪些？ ……………………………………（225）
问：中医耳穴贴压药物治疗颈椎病的注意事
项有哪些？ ………………………………（227）
问：颈椎病常用拔罐法有哪些？ ……………（227）
问：中医拔罐疗法的注意事项有哪些？ ………（231）
问：中医的艾灸疗法对颈椎病的治疗作用
有哪些？ …………………………………（231）
问：颈椎病可用的艾灸疗法有哪些？ ………（232）

第三节 颈椎病的牵引及物理疗法 …………（236）
问：牵引疗法的功效有哪些？ ………………（236）
问：牵引疗法有没有不良反应？ ……………（239）
问：什么是颈椎的自我牵引疗法？ …………（240）
问：什么是颈椎病的坐位牵引法？ …………（241）
问：什么是颈椎病的卧位牵引法？ …………（242）
问：什么是颈椎的大重量牵引疗法？ ………（243）
问：颈椎的大重量牵引疗法的适应证和禁忌
证有哪些？ ………………………………（244）
问：牵引不当对治疗颈椎病造成的不良后果
有哪些？ …………………………………（245）
问：什么是物理疗法？ ………………………（247）
问：物理疗法的主要作用有哪些？ …………（248）
问：哪些颈椎病患者可以选用物理疗法？ ……（249）

问：颈椎病的红外线疗法有哪些？……………（249）
问：颈椎病的超声波疗法有哪些？……………（250）
问：磁疗对颈椎病有效吗？……………………（251）
问：颈椎病可用的微波疗法有哪些？…………（252）
问：颈椎病可用的激光疗法有哪些？…………（252）
问：颈椎病可用的特定电磁波疗法有哪些？…（253）
问：颈椎病磁疗法的治疗作用有哪些？………（254）
问：颈椎病可用的磁疗法有哪些？……………（255）
问：颈椎病常用的离子导入疗法有哪些？……（257）
问：颈椎病离子导入疗法的特点有哪些？……（258）
问：颈椎病患者如何应用坎离砂疗法？………（259）
问：颈椎病患者可进行哪些家庭理疗？………（260）
问：梳头疗法可用于治疗颈椎病吗？…………（261）
问：怎样用家庭橡胶锤疗法治疗颈椎病？……（262）

第六章 颈椎病的调养及护理

问：怎样的站姿有助于预防颈椎病？…………（263）
问：怎样的走姿有助于预防颈椎病？…………（264）
问：怎样的坐姿有助于预防颈椎病？…………（265）
问：舒适的床垫能预防颈椎病吗？……………（266）
问：好床垫的标准是什么？……………………（267）
问：如何选择现在流行的各种床垫 ……………（268）

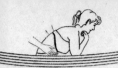

- 问：那么多枕头品类你会选择吗？……………… (269)
- 问：适合颈椎病患者的床头保健操有哪些？ … (271)
- 问：适合颈椎病患者的全身保健法有哪些？ … (272)
- 问：适合颈椎病患者的颈椎保健法有哪些？ … (275)
- 问：颈椎保健功的注意事项有哪些？………… (279)
- 问：适合颈椎病患者的颈肩解压法有哪些？ … (280)
- 问：适合颈椎病患者的伸展运动有哪些？…… (283)
- 问：颈椎病患者能做哪些运动？……………… (286)
- 问：颈椎病患者如何步行才有益于颈椎康复
  呢？ ……………………………………………… (287)
- 问：颈椎病患者如何慢跑才正确？…………… (288)
- 问：放风筝有益于颈椎病的康复吗？………… (289)
- 问：为什么说游泳有益于颈椎健康呢？……… (290)
- 问：抛沙包有益于颈椎健康吗？……………… (291)
- 问：什么是颈椎病的体育疗法？……………… (291)
- 问：颈椎病体育疗法有哪些注意事项？……… (293)
- 问：颈椎病患者进行体育锻炼时的禁忌
  有哪些？ ……………………………………… (294)
- 问：颈椎病患者术后康复训练有哪些？……… (295)
- 问：颈椎病患者术后护理及康复训练应注意
  哪些方面？ …………………………………… (297)
- 问：颈椎病患者饮食调养原则有哪些？……… (298)
- 问：经常喝骨头汤可缓解颈椎病吗 …………… (300)

目录

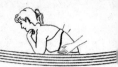

- 问：多喝鱼头汤有益于颈椎健康吗？……………（301）
- 问：颈椎骨质增生是因为补钙过多吗？…………（302）
- 问：适合颈椎病患者的药粥有哪些？……………（303）
- 问：适合颈椎病患者的菜肴有哪些？……………（307）
- 问：适合颈椎病患者的药茶有哪些？……………（311）
- 问：喜欢吃咸口食物对颈椎会有影响吗？………（312）
- 问：颈椎病患者可以喝咖啡吗？…………………（313）

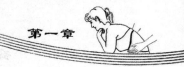

第一章 颈椎病基本知识

问：正常颈椎是怎样组成的？

答：正常颈椎由椎体、椎弓和突起（横突，上、下关节突和棘突）3个部分组成（图1-1）。

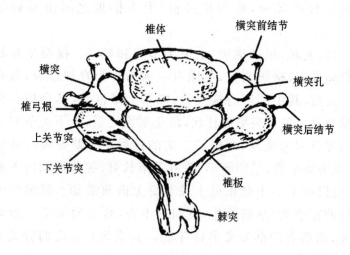

图 1-1 颈椎组成

(1) 椎体:呈横椭圆形,较小,椎体中部微细,上下两端膨大,上方在左右径上凹陷,下方在前后径上凹陷。上下椎体之间形成马鞍状的对合,以便保持颈部脊椎在运动中的相对稳定。椎体上面的后缘两侧有向上的脊状突起,称为钩突。颈椎$_{4\sim6}$水平的钩椎关节是骨赘的好发部位。

(2) 椎弓:椎弓向前与椎体相连处比较细,称为椎根,上下椎弓根之间合成了椎间孔。椎间孔的前内侧壁为椎间盘,后下为椎弓根,后外侧壁为关节突关节及其关节囊,脊神经也在这里组成并由此孔穿出,神经根的营养动脉也是由此孔进入椎管。通常颈脊神经仅占椎间孔的1/2,在骨质增生或韧带肥厚时,孔隙变小、变形,神经根就会受到刺激和压迫,产生上肢疼痛、手指麻木等症状。椎弓根向后是椎板的部分,称为椎弓板,上下椎板之间由黄韧带相连。

(3) 突起:包括横突、上下关节突和棘突。横突呈额状位突向外方,略短而宽,上面有一深沟称为脊神经沟,有脊神经通过,其中间部有横突孔,除第七颈椎外,其余均有椎动脉通过。关节突呈短柱状,位于横突之后,上下关节突之间的部分称为峡部,颈椎关节突的排列便于前屈和后伸运动;关节面平滑,呈卵圆形,覆有关节软骨,关节面朝向下前方,可以在下一个颈椎的上关节突上向前滑动。棘突位于椎弓的正中央,呈前后位,突向后下方,棘突的末端一般都分叉,而第七颈椎分叉率只有4%,其余均有较高的分叉率(图1-2)。

第一章 颈椎病基本知识

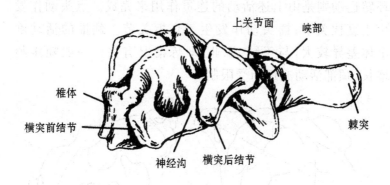

图 1-2 普通颈椎的侧面观

问：正常人的颈椎活动范围有多大？

答：颈椎为了适应视觉、听觉和嗅觉的刺激反应，需要有较大而敏锐的可动性。因此，颈椎的活动范围要比胸椎和腰椎大得多，如前屈后伸，左右侧屈，左右旋转及上述运动综合形成的环转运动。

在医学上，关节活动范围称为关节活动度（图1-3），一般用量角器进行测定。测量时颈部自然伸直，下颌内收。一般情况下，颈椎的前屈（低头）、后伸（仰头）分别为45°，颈椎的前屈、后伸运动是上下椎体的椎间关节前后滑动的结果。过度前屈受后纵韧带、黄韧带、项韧带和颈后肌群限制；过度后伸则受前纵韧带和颈前肌群的约束。颈椎的屈伸活动主要由第二至第七颈椎完成。左右侧屈各为45°，主要依靠对侧的关节囊及韧带限制过度侧屈，侧屈主要由中段颈椎完成。左右旋转各为75°，主要由寰枢关节来完成。

环转运动则是由上述活动的连贯作用来完成。点头动作发生于寰枕关节;摇头动作发生于寰枢关节。颈椎的活动度个体差异较大,与年龄、职业、锻炼情况有关。一般随年龄增长,颈部活动亦逐渐受限制。

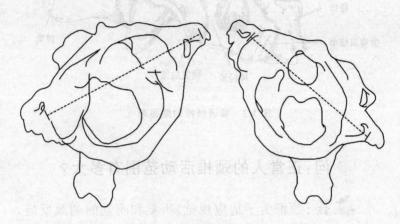

图1-3 颈椎正常活动范围

问:什么是颈椎的前凸生理曲度?

答:正常脊柱各段因人体生理需要,均有一定的弯曲弧度,称为生理曲度。在颈椎的正常侧位 X 线片上颈椎呈轻度前凸。颈脊柱在胚胎时期是呈后凸的,在幼儿起坐后逐渐变为前凸,这种变化称为继发曲度。继发曲度的形成一般是由于负重后椎体及椎间盘前厚后薄所致。颈椎的生理曲度主要是颈$_4$、颈$_5$椎间盘前厚后薄导致颈椎中段有一向前凸出的弧度,这在侧位 X 线片上甚为明显。

颈椎的正常生理曲度测量的方法为沿齿状突后上缘开

第一章 颈椎病基本知识

始向下,连每一椎体后缘成一弧线,再由齿状突后上缘至第七颈椎椎体后下缘做一直线,弧线的最高点至直线的最大距离为颈椎生理曲度的数值。

颈椎生理曲度的存在,能增加颈椎的弹性,减轻和缓冲重力的震荡,防止对脊髓和大脑的损伤。由于长期坐姿、睡姿不良和椎间盘髓核脱水退变,颈椎的前凸可逐渐消失,甚至可变直或呈反张弯曲,即向后凸,成为颈椎病X线上较为重要的诊断依据之一。

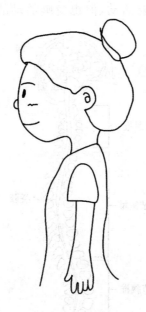

问:脊髓的功能有哪些?

答:脊髓的活动受脑的控制。来自四肢和躯干的各种感觉冲动,通过脊髓的上行纤维束,包括传导浅感觉,即传导面部以外的痛觉、温度觉和粗触觉的脊髓丘脑束,传导本体感觉和精细触觉的薄束和楔束等,以及脊髓小脑束的小脑本体感觉路径。这些传导路径将各种感觉冲动传达到脑,进行高级综合分析;脑的活动通过脊髓的下行纤维束,包括执行传导随意运动的皮质脊髓束,以及调整锥体系统的活动并调整肌张力、协调肌肉活动、维持姿势和习惯性动作,使动作协调、准确、免除震动和不必要附带动作的锥体外系统,通过锥体系统和锥体外系统,调整脊髓神经元的活动。脊髓本身能完成许多反射活动,但也受脑活动的影响(图1-4)。

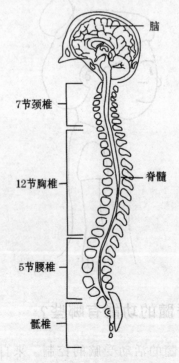

图1-4　脊椎及脊髓整体图

第一章 颈椎病基本知识

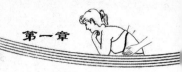

问:什么是椎动脉?

答: 椎动脉一般发自锁骨下动脉的后上方,是其第一个分支。椎动脉一般都从第六颈椎横突孔穿入,跨经上位6个颈椎的横突孔(图1-5)。椎动脉自寰椎横突孔穿出后,绕过寰椎侧块后方,跨过寰椎后弓的椎动脉沟,向上方经枕骨大孔进入颅腔。由颈部、椎骨部、枕部、颅内部等部分组成。

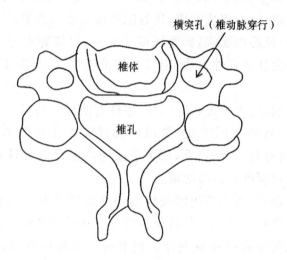

图1-5 椎动脉

问:颈部疼痛一定是得了颈椎病吗?

答: 颈部疼痛不一定就是得了颈椎病。引起颈部疼痛的原因还有很多,下面就给大家介绍一下可能引起颈部疼痛的常见原因。

(1)颈部外伤:多见于肌肉拉伤,如扭伤、撞击伤、落枕等,是因颈部肌肉局部被撕裂而出现出血、水肿等炎症性刺激反应导致疼痛及痉挛,从而使颈部活动受到影响。如出现骨折,则疼痛更加剧烈。感染性疾病,如化脓性病灶、颈部痈肿、结核性病灶等多有肿胀,甚至有脓液排出。

区别点:压痛点不像颈椎病位于棘突部,而是位于肌肉损伤部,以肩胛内上方多见,且伴有肌肉痉挛,可触及压痛明显的条索状痉挛肌束。颈部牵引不像颈椎病那样症状消失或缓解,反而疼痛加剧,用封闭疗法有明显效果。

(2)风湿性疾病:如类风湿关节炎、肌筋膜炎等,这是一种非细菌性炎症性疾病,但其疼痛范围广泛,大多不会表现为剧痛。

区别点:大多无固定压痛,按揉有明显舒适感。

(3)肩关节周围炎:是以肩部逐渐产生疼痛为主要症状,夜间更甚,逐渐加重,肩关节活动功能受限且日益加重,达到某种程度后逐渐缓解。

区别点:肩关节周围炎疼痛往往在肩关节处,颈部症状仅为受牵拉后产生。其特征为肩关节活动明显受限,X线片表现无明显颈椎病理改变。但有时与颈椎病伴发,在诊断上易造成混淆。

(4)颈椎管狭窄症:可为先天性,也可为后天性。

(5)其他症状:如后纵韧带骨化症、黄韧带肥厚症及椎体间不稳都有颈部疼痛、僵硬的表现,但可通过X线片或CT片来区别。

此外,颈部肿瘤、心脏病、头部疾病也能引起颈部疼痛,

第一章 颈椎病基本知识

只要仔细检查,一般都能做出明确的判断。如果颈部长期疼痛,往往是颈椎病发出的预警信号,但这种判断并不一定百分之百正确,因为很多疾病都可能导致颈部疼痛。要想从根本上治疗,就应该找出其发病的根源。

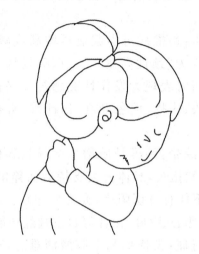

问:什么是颈椎病,颈椎病有哪些症状?

答:颈椎病是指颈椎椎间盘、颈椎骨关节、软骨、韧带、肌肉、筋膜等所发生的退行性改变及其继发性改变,致使脊髓、神经、血管等组织受到损害,如压迫、刺激、失稳等,由此产生的一系列临床症状。

(1)颈部疼痛,酸胀不适:一些患者常在清晨醒后或起床时发觉颈部不适,脖子不知处于何种位置为好。

(2)落枕:这是因为颈椎周围韧带松弛,失去了维护颈椎关节稳定的功能,被称为"颈椎失稳",此时椎关节可能已错位。如经常落枕又没有及时采取有效的措施,让椎关节继续失稳、错位,就可能会累及椎间盘,导致颈椎骨质增生,逐渐发展成严重的颈椎病。

(3)肌肉酸痛:颈、肩、背、手臂酸痛,脖子僵硬,举手投足酸痛难受,不敢主动活动。被动活动时疼痛加剧,休息时可以得到缓解。

(4)高血压:颈椎病可引起血压增高或降低,且以血压增高为常见,称为"颈性高血压"。该病发病率近年来有增高的趋势,发病时表现为发作性交感神经兴奋而引起血压升高、心率加快、头痛、面色潮红、出汗等,常被误诊为原发性高血压。

(5)头痛、眩晕:颈椎骨质增生会导致猝倒。常在站立或走路时因突然扭头,身体失去支持力而猝倒,倒地后可很快清醒站起,不伴有意识障碍,亦无后遗症。此类患者可伴有头晕、头痛、恶心、呕吐、出汗等自主神经功能紊乱的症状。

(6)颈项肩痛:头枕部和上肢酸痛难忍,有时脸的一侧发热,有时还会有出汗异常。肩背部感觉沉重下坠。

(7)四肢麻木、无力:一些患者表现为上肢软弱无力,手指发麻,肢体皮肤感觉减退,拿东西感觉没有力气,有时手中的物品会因抓举无力,掉落在地上。下肢行走不稳,两脚发麻,走路时就像踩棉花的感觉。

(8)视力障碍,心悸多汗:当颈椎病累及交感神经时可出现头晕、头痛,视物模糊,两眼发胀、发干,两眼睁不开,心跳加速,心慌气短,胸部憋闷的现象。

(9)颈心综合征:这是由颈背神经后根受颈椎骨刺的刺激和压迫所致。主要表现为心前区疼痛、胸闷、期前收缩,

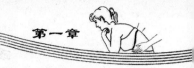

第一章 颈椎病基本知识

以及心电图 ST 段改变等。这些表现常被误诊为冠心病。

(10)胃脘不适:出现胃肠胀气等症状。

(11)咽部不适:吞咽困难,发音困难。由骨质增生引起的颈椎病或由于颈椎病病理性刺激交感神经时,会导致食管痉挛或吞咽困难,但很少会有人把两者联系起来。

(12)其他:少数人会出现大小便失常、性功能障碍,甚至出现四肢瘫痪等症状。

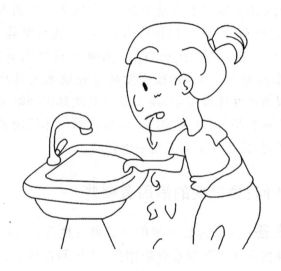

问:为什么颈椎病的患病率高?

答: 据有关调查数据统计,我国颈椎病的患病率为 7%～10%,这说明全国有近 1 亿颈椎病患者,而且还在以每年增加 100 万人的速度上升。随着我国人均寿命的延长,以及计算机、空调、汽车的广泛使用,人们屈颈和遭受

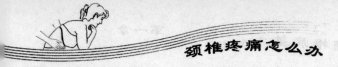

风寒湿邪的机会不断增加,颈椎退变速度加快,颈椎病的发病率不断上升,且发病年龄不断提前。颈椎病的高发年龄从20年前的55岁提前到现今的39岁。可以说,颈椎病的发病越来越低龄化,已经成为危害人们健康的重大疾病之一。

有关专家曾做过一个实验:在寒冷潮湿的环境中将家兔固定于屈颈位置,几周后的病理解剖显示,其椎间盘均发生退变和突出。临床上也是如此,长期伏案工作的人,如财务人员、银行职员、计算机操作人员等,因其常常处于空调环境中,患颈椎病的比例相当高。在矿井这样潮湿寒冷环境中工作的井下工人,颈椎病发病率较地面人员高得多。这不仅因为矿井环境潮湿,还与空气混浊易患咽喉炎有关。其他人群如教师、演员、歌唱家、常与化学气体接触者等,因易患咽喉炎,发生颈椎病的概率也较高。

问:颈椎病的病因有哪些?

答:颈椎病是指颈椎间盘退行性变、颈椎肥厚增生及颈部损伤等引起颈椎骨质增生,或椎间盘脱出、韧带增厚,刺激或压迫颈脊髓、颈部神经、血管而产生一系列症状的临床综合征。病因包括以下几个方面。

(1)颈椎退行性改变:随着年龄的不同阶段发展,颈椎及椎间盘可发生不同的改变,在颈椎体发生退行性改变的同时,椎间盘也发生相应改变。

(2)外伤因素:在椎间盘退变的基础上,进行剧烈活动或不协调的运动而导致外伤。颈椎位于头颅和胸椎之间,是人体脊柱活动范围最大的部位,受伤的机会也较多,青少年时颈部外伤是导致中年后发病的重要因素。据报道,5%～15%的颈椎病患者有急性外伤史,特别是颈椎骨折、脱位后出血、水肿波及椎间孔,骨折碎片移位直接压迫脊髓或血管、神经而引起的病理变化,或骨折后局部形成的骨痂刺激脊神经根、脊髓,椎体脱位或半脱位,使椎管变窄等,均可产生脊髓的压迫而引起临床症状(图1-6)。

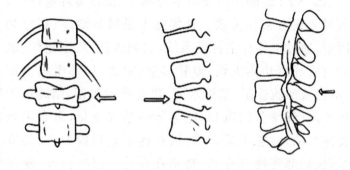

图1-6　颈椎病变

(3)不良姿势:一些人的生活习惯不良,如在床上躺着看书、看电视,长期处于这样的姿势就导致了颈部肌肉、韧带及椎体的劳损,以后就会出现状况,导致颈椎病的发生,影响生活。尤其在椎间盘退变基础上,受到寒冷、潮湿等因素的影响,可造成局部肌肉的张力增加,肌肉痉挛,增加对椎间盘的压力,引起纤维环损害。

(4)慢性劳损:长期处于不良的劳动姿势,椎间盘受到来自各方面的牵拉、挤压或扭转。

(5)遗传因素:多与先天性发育有关,如椎管狭窄等,可引起颈椎病发生或者发病率高于其他发育正常的人群。

（6）长期处于同一种姿势：头颈部长期处于单一姿势，如现代办公室白领一族要长时间低头工作、长期使用电脑，易发生颈椎病及项背肌筋膜炎等。

问：颈椎病与环境、气候有关系吗？

答：颈椎病的发生常与风寒、潮湿等环境改变、季节气候变化有密切关系。这实际上是风寒潮湿、寒冷刺激等因素，通过机体自主神经系统，引起皮肤、皮下组织、肌肉等的血管舒缩功能失调，血管痉挛、缺血，局部组织供血不足，淋巴液回流受阻，组织水肿，代谢产物积蓄，结缔组织间出现渗出、纤维蛋白沉积、粘连等一系列变化，患者主观感觉畏寒发凉，酸胀不适，久之因粘连引起肌肉僵直、关节活动受限、局部疼痛等症状，特别在环境、气候、温度、湿度突然变化时，症状极为明显，这与自主神经功能紊乱有关。

问：颈椎病发病率最高是哪个季节？

答：颈椎病在冬季的发病率最高，寒冷是促使颈椎病发病的原因之一。在寒冷的刺激下，颈椎的筋脉拘挛，颈椎的各韧带、肌肉处于挛缩状态，对颈椎间盘产生的压力增加，促使椎间盘向四周膨出，加重了对颈神经根及脊髓的压迫，从而加重症状；颈肌及韧带挛缩，还可造成椎动脉扭曲，致椎动脉供血不足；颈肌受寒后，发生痉挛，使颈肌中的细小的神经及小血管受到压迫，出现颈部肌肉酸痛不适。

第一章
颈椎病基本知识

凡此种种足以说明寒冷可加重或诱发颈椎病。

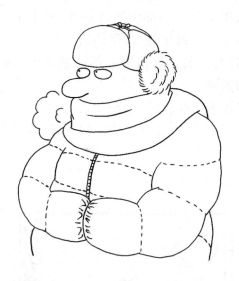

问：哪个季节治疗颈椎病效果最好？

答：一到夏天，很多颈椎病患者反而觉得脖子没有什么不舒服了，因此常常忽视了颈椎病的治疗，一直等到冬天颈椎病发作时才想到治疗。这种"临时抱佛脚"治疗颈椎病的做法是不可取的，很容易失去根治颈椎病的最佳时机。

冬天天气寒冷会引起颈椎变直、关节僵硬、血液循环减慢等问题，不仅会使颈椎病患者病情加重或反复发作，且治疗时也非常痛苦，很难坚持，此时治疗颈椎病往往事倍功半。

夏天天气炎热，颈部血液循环加快、颈椎关节韧带肌肉

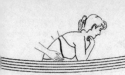

舒展、神经复苏活跃,正是治疗颈椎病的最佳时机。因为血液循环加快,有利于带走颈部的"垃圾",消除骨刺、水肿和炎症。夏天如果做好颈部的防寒保暖,脖子酸胀、僵硬、疼痛等症状往往会得到缓解,甚至消失。夏天治疗颈椎病,患者不痛苦、容易坚持。这些因素都能使颈椎病的治疗取得事半功倍的效果。

患者确诊为颈椎病后,一是要及时治疗,二是要有针对性地治疗,三是要考虑在夏天的时候治疗,这样往往会取得不错的效果。

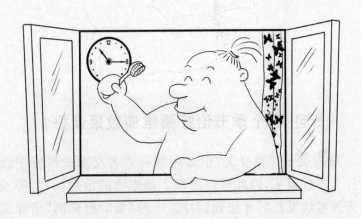

问:颈椎病的易患人群有哪些?

答:颈椎病的患病人群较为广泛。

(1)中老年人:中老年人易患颈椎病的主要原因是由于颈椎椎间盘的退变所致。颈椎椎间盘髓核约80%为水分,

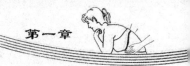

第一章 颈椎病基本知识

颈椎椎间盘髓核的弹性和张力与含水量有密切关系,其含水量随年龄增长而逐渐减少(初生儿约为90%,14岁减少至80%,70岁仅占10%)。人到中年后,因为椎间盘髓核逐渐脱水,其弹性与张力减退容易被压缩,使纤维环向外膨出而发生退变。此外,椎间盘的血管分布也会随年龄增长而逐渐减少,在成年期除纤维环周缘部以外,椎间盘内没有血管,其营养主要依靠透明软骨弥散而来,所以亦容易发生变性。因为椎间盘的退变使椎间隙松弛、变窄,椎间关节稳定性减弱,关节磨损加重,导致骨质增生。如果再加上长期慢性劳损与各种急慢性损伤,也就可能造成韧带、椎间盘及关节囊等不同程度的损伤,使颈椎稳定性下降,出现增生,压迫神经血管,从而发生颈椎病的症状。

(2)青少年:由于青少年及其家长对颈椎病缺乏科学认识,对颈椎病的危害不了解,不懂得如何科学地预防和治疗,青少年的颈椎病患者越来越多。再加上青少年学习任务重,缺乏合理的体育锻炼,有些人经常容易感到手指发麻、皮肤发紧、后枕部出现疼痛,突然低头时,四肢出现过电样感觉等。青少年大都喜欢上网、经常玩计算机、伏案学习,长时间处于单一的姿势,是他们容易得颈椎病的主要原因之一。调查发现,在经常用计算机上网或用功读书的34.94%的学生中,常常感觉到头面部、身体有麻木感或似有蚂蚁爬行感的学生占到了3.45%。

(3)长期低头伏案工作者:从职业上讲,长期低头伏案工作或头部常向某一方向转动者易患颈椎病,这些职业包括办公室工作人员、打字员、计算机操作人员、会计、编辑、作家、刺绣工人、交通警察、教师等。从事这些职业的人工作强度并非很大,但由于工作姿势不当,长期低头或长期头向一个方向转动,容易造成颈后肌群、韧带等组织劳损,椎间盘受力不均,易于引发颈椎病。随着高科技、现代化大生产的发展,伏案工作人员越来越多,颈椎病的发病也呈增长趋势,并且向年轻化发展。

(4)枕头过高、过低或枕的部位不适当者:从睡眠姿势上讲,当枕头过高、过低或枕的部位不适当时,或不良的睡眠姿势持续时间较长又不能及时予以调整时,易造成椎旁肌肉、韧带、关节平衡失调,张力大的一侧易疲劳而产生不同程度的劳损。因此,喜欢卧高枕、有反复落枕病史者易患颈椎病。此外,躺着看书、看电视等日常生活中不良姿势过多的人也易发生颈椎病。

(5)有头部外伤史者:有头部外伤史的患者易患颈椎病,由于交通事故、运动性损伤导致的颈椎损伤,往往诱发颈椎病。外伤后的颈椎病以年轻人较为多见,如体育运动中不适当的活动超过了颈部所能承受的量,训练中失手造成的颈部意外创伤等,往往会导致损伤后的椎间盘、韧带不能修复而发病。

(6)有颈椎先天性畸形者:如有先天性椎管狭窄、先天性椎体融合、颈肋和第七颈椎横突肥大等人群,都易患颈椎病。从人种来说,亚洲人相对于欧美人来说椎管容积更小,脊髓更容易受压,从而发生颈椎病。

(7)开车族:随着社会的发展,各行业的竞争也不断加剧,经常开车的人每天奔波在路上,由于平时的工作压力与心理压力过大,开车时又要全神贯注,精神是异常紧张的。再加上长时间处在相对封闭狭小的车内空间时,人的血管

第一章 颈椎病基本知识

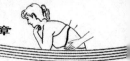

会处于紧绷状态;同时,开车时人总是处在一种紧张的坐姿状态,整个椎体的负荷相应加大,时间长了会造成脊柱等身体各部位的疼痛。不少开车族只要出门,无论远近都以车代步,使得不少开车族患上了"运动缺乏综合征"。这些开车人除睡觉外,大部分时间都坐着,无论坐办公室、坐着吃饭、看电视、开车,一天中坐上七八个小时是常有的事。颈部长时间保持相对固定的姿势,长此以往,容易局部血液循环不畅,导致颈部肌肉僵硬、疼痛,并伴手麻、头晕、头痛、心悸、精神欠佳,甚至导致交通事故。

此外,人在开车时,始终注视着一个方向,易致颈部肌肉痉挛,使颈椎间关节处于不正常的位置,发生颈椎微错位,压迫、刺激神经,出现头、肩、上肢等疼痛、发胀,颈部肌肉痉挛等。如果开车时的座椅调节不够好,还会进一步影响坐姿,使头部为看清路况而微微前伸,这样就会更加大颈椎的负荷,时间长了,颈部就会出现病变,从而形成颈椎病。

(8)"低头族":随着生活水平的提高和信息高速发展,手机已成为人们工作生活中密不可分的一部分,长期低头伏案上网、玩手机,容易引起颈部关节囊、韧带等松弛乏力,出现慢性劳损,加速颈椎的退变,诱发颈椎病。还有一部分"泡吧族"所处的网吧的环境为颈椎的健康也埋下隐忧,网吧空调的冷气长时间开放,不良的冷风刺激易导致脊椎动脉供血不足,一旦此状态没及时纠正,非常容易引起"微血栓",导致颈部肌肉痉挛,神经水肿,颈肩部酸痛,头颈活动受限制。此外,泡吧的人长时间上网静坐不动,也会加快颈椎退化过程,引发"颈型颈椎病"。

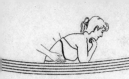

(9)咽喉部炎症患者:咽喉部的急、慢性炎症也可成为诱发颈椎病的原因。有90%以上的颈椎病患者都有不同程度的咽喉部炎症。如椎体前缘骨刺形成的颈椎病患者,常会引起吞咽痛、咽异物感、喉痛等咽喉症状。颈部除了有通到大脑的血管和神经,还是咽喉、气管、食管的通道,一些职业人士,如中小学教师、演员、化工厂工人等,由于工作需要,咽喉、声带长时间处于疲劳状态,或在空气污染的环境下长时间工作,常常都是颈椎病的易发人群。此外,喜欢饮酒、易患咽喉部炎症的人群,也易患颈椎病。研究证明,咽喉部炎症是颈椎病的重要易患因素之一。

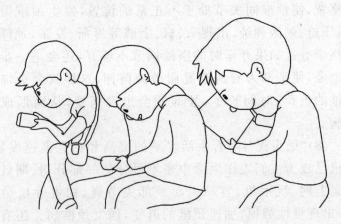

问:颈椎病为何"重女轻男"?

答:日常门诊中,颈椎病患者往往女性居多,这与女性生理及生活方式等诸多因素不无关系。

(1)都是激素惹的祸:女性出现颈椎病,最常见于两个

第一章

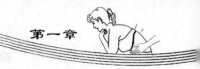

颈椎病基本知识

年龄段：一是生完孩子后；二是更年期，都与阶段性的激素水平变化有关。

前者因怀孕后孕激素水平急剧上升，导致颈部肌肉松弛，兼之产后常要低头哺乳、照看孩子，加上休息不好等，就容易诱发颈椎问题。

而当女性处于更年期时，由于体内雌激素分泌下降，身体各项功能大幅下降。骨质疏松、肌力下降、肌肉酸痛，时常可见。不少女性因为颈椎错位压迫到神经导致失眠，进而加重肌肉酸痛不适，又因肌肉酸痛导致脊椎支持失稳，更容易引发错位，形成恶性循环。

(2)太爱干净易中招儿：有一个值得关注的现象，每年春节前后，门诊女性颈椎病患者明显增多。

细问之下，原来这些女性大多在家里大搞卫生，家务活干多了。还有些人脾气性格比较急躁，一搞卫生就非得彻底搞好不可，一干连续五六个小时，不搞干净不罢休。可是，一番苦干之后就发现：糟糕！脖子僵硬、手臂麻痹、头晕头痛等各种症状都出现了。

因此，建议勤快的主妇们，特别是患有颈椎病者，搞卫生最好要分时段，慢慢来，不要太拼命，小心颈椎病发作。

问：女性爱美会得颈椎病吗？

答： 女性更易落入颈椎病的陷阱，爱美也是一大原因。

(1)高跟鞋之罪过：穿上高跟鞋，无疑令女性更显高挑、挺拔，曲线玲珑。然而，美也是要付出代价的。穿上高跟鞋

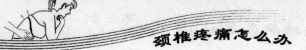

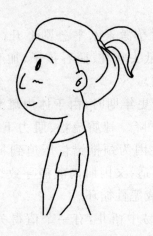

后,整个人的重心相对提高,脊椎不得不向前倾以做调整,颈椎的肌肉也变得紧张起来。长期穿高跟鞋,难免会加重颈椎负荷,导致颈椎病发生。

因此,为了健康,高跟鞋并不适宜经常穿。尤其对于有颈腰椎病患者,鞋跟高度最好选3厘米以下的,穿后也要适当做一些松解的运动。

(2)胸罩变"凶罩":各种性感、漂亮的胸罩,历来是女性的至爱,谁曾想,它会是个不折不扣的颈椎病"杀手"。

窄带式或尺寸偏小的胸罩,就像给人体加了一道紧箍圈,时间长了会导致血液循环障碍,久而久之还会压迫颈部肌肉、血管和神经,从而诱发颈椎病,产生上肢麻木、颈部酸痛,甚至头晕、恶心等症状。

所以,选购胸罩时,一定要注意大小适中。穿戴过程要经常活动上肢,在肩部的位置移动吊带。睡觉时摘下。居家或不迎客时,尽量少戴。

同理,男生系领带时,也要注意不要系得太紧,以免影响血供而引发颈椎病。

(3)长发飘飘藏隐患:工作、学习时长发可能会滑下来挡住视线,于是有的人喜欢用手轻拨,或者干脆往后一甩,久而久之便形成了习惯。

甩发,是反复、长期、单侧的颈椎运动,容易使颈部劳损而引起病症。所以,建议长发女性最好不要经常性地做甩头发的动作,必要时不妨将头发扎起来。

还有的人为了保护头发,觉得用吹风机会伤发,于是洗完头后总是让长发"自然干",或者认为睡前洗头发睡一觉就干了。殊不知,颈椎病的发病原因中,寒冷、风寒、湿气是常见因素,湿发就寝会使颈项长期处于潮湿状态,容易引发颈椎问题。所以,尽量不要在睡前洗头发,或洗完头发后吹干再睡觉,尤其是长发飘飘者更要注意。

(4)不爱晒太阳:不少女孩秉承"防晒是最重要的护肤举措",长期将自己保护得严严实实,完全不给太阳晒的机会。但其实每天晒20分钟左右太阳,尤其是晒晒后颈部,对预防颈椎病是大有裨益的。

(5)缺乏运动:游泳、打羽毛球等运动对颈椎病防治大有好处,但很多女性运动较少,她们可能因为工作繁忙、家务活多,无暇顾及运动,这也是颈椎病青睐女性的一个重要原因。

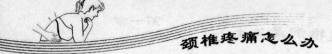

颈椎疼痛怎么办

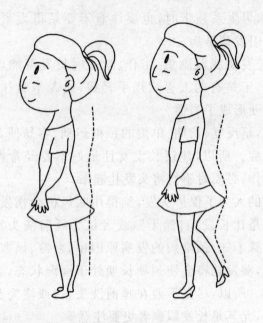

问:婴幼儿也会得颈椎病吗?

答: 困扰中老年人的颈椎病,相当一部分归咎于孩提时代的颈椎损伤。而颈椎病日趋年轻化甚至低幼化,也给人们敲响了警钟:应从小呵护颈椎,消除种种"天敌",将颈椎病遏止在婴幼儿期。

(1)产伤:在0~3岁小儿颈椎"天敌"的黑名单上高居首位。原因在于,胎儿的颈椎关节在出生时多处于半脱位状态,加上多数胎儿以头部率先娩出,余下的最大关卡就是肩部,此时助产医生常常前屈、后伸和左右扭动胎儿头颈,以

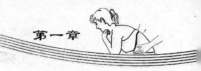

第一章 颈椎病基本知识

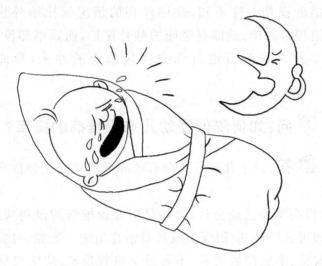

帮助胎儿双肩及时娩出。在这期间,如果助产不慎,很容易造成胎儿颈部肌肉、韧带、椎间盘损伤,甚至颈椎脱位——颈椎病的病根儿就是这样落下的。

(2)养护失当:父母、家人或保姆抱姿不当等。原来,婴儿头部较大,其重量所占体重的比例较大,加上出生后半年内颈部肌肉韧带发育不全,难以支撑头颈部的重量。因此,大人抱婴儿时如有不慎,即可能造成其头颈过伸过屈,从而增加颈椎损伤的概率。再如,不少家庭都购置了婴儿车,年轻父母将宝宝放在婴儿车内逛街,宝宝低头睡着了,还一直往前推着婴儿车,无疑又给宝宝的颈椎损伤"创造"了机会。

(3)外伤:如宝宝会爬、会走时,不慎从床上掉下而损伤颈椎等。更为糟糕的是,宝宝掉下床时如果头部着地,多数父母甚至医生都只会想到并注重应对脑外伤,却疏忽了颈椎的损伤。殊不知,颈椎外伤的情况远比脑外伤要多。道理很简单,脑部有坚硬的颅骨保护,而颈椎却没有,因而婴儿常在头着地时受到间接暴力的冲击,形成压缩伤。

问:如何降低婴幼儿患颈椎病的概率?

答: 以下几种方式会有效降低婴幼儿患颈椎病的概率。

(1)医学界已经公认,产伤是引发颈椎病的最初病因。如发现可疑损伤,应积极采取补救治疗措施。比如,对寰枢关节脱位、半脱位的婴儿,不要过早将其抱起,应适当延长卧床时间,一般需要平躺3~4个月,甚至7~8个月。

(2)抱孩子要得法。大人可用一只手托住宝宝颈部,避免其头颈过伸或过屈。

(3)如果宝宝在婴儿车里睡着了,应及时将其置于平卧位。

(4)宝宝床边要有足够高的防护栏。假如宝宝掉下床,既要检查他是否有脑外伤,还要留意有无颈椎损伤。特别要注意,肢体有无软弱无力或活动受限、呼吸有无困难等。

问:儿童颈椎病及其防范措施有哪些?

答: 3~6岁的儿童比起3岁以前的婴幼儿,运动能力已大大提高,活动范围与方式进一步扩展,颈椎的"天敌"也起了新的变化。

这里首推"不当游戏"。以男孩子喜欢的"顶牛"游戏为例,其玩法是两个孩子弯腰,顶着对方的头,并互相用力,这样的游戏其实是很容易使颈椎"两败俱伤"的。此外,头倒立、翻跟头、骑骆驼、骑兵战等,都有可能伤及孩子稚嫩的颈椎。

其次是错误运动,如仰卧起坐、垫上运动等。先说仰卧起坐,孩子用双手抱头,反复做抬头、躺下的动作,可是,两手抱头时,双手的力量移到颈椎上,若不注意安全,很容易导致损伤。学龄前的孩子不太懂得保护自己,颈椎乃至整个脊柱受伤的概率无疑会大大增加。至于垫上运动(包括前滚翻、后滚翻等)造成的颈椎损伤更是屡见不鲜。

再次是疾病作祟,如感冒、扁桃体炎等。从解剖上看,颈椎与咽部仅一"壁"之隔,故咽部一旦出事,往往会殃及颈椎。比如小儿感冒,其咽部炎症即可能波及颈椎的寰枢关节,导致椎骨充血、韧带和关节囊松弛,本来稳定性就较差的寰枢关节,稳定性更趋低下。这时候,如果孩子做颈部伸屈扭转动作,或头部处于一侧过度旋转位,则可能损伤颈椎,甚至引起颈椎脱位。

防范对策如下。

(1)防止孩子做易损伤颈椎的游戏。

(2)教孩子做改良的仰卧起坐。将双手放在胸前,不抱头,完全凭借腹肌等肌肉力量进行仰卧起坐锻炼。

(3)积极防治感冒等疾病。若发现患感冒的孩子出现颈部运动障碍或举头无力,应立即就医。

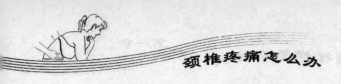

问:颈椎病的危害有哪些?

答: 颈椎病的危害主要有以下几点。

(1)耳鸣或耳聋:颈椎外伤、劳损和退行性改变会导致颈部的交感神经受到直接和间接刺激与压迫,影响内耳功能,引起耳聋或耳鸣。

(2)脑部供血不足,造成睡眠障碍:由于脊椎病变造成大脑供血不足,导致头痛、多梦、恶心、心悸及注意力不集中等其他并发症。有时候还会导致眼供血不足、视物模糊重影。

(3)肥胖、不孕:颈椎病会影响内分泌功能,除了能引起异常肥胖之外,还可能会引起不孕。由于脊椎错位很可能导致内分泌功能失调,垂体、肾上腺与甲状腺的功能失调,体内雌激素分泌失调,排卵功能障碍,产生月经失调或不孕。

(4)脱发、白发:颈椎病能引起大脑神经系统供血供氧不足,也使供给头发的营养受到阻碍,造成脱发和白发。

(5)眩晕:颈椎病患者病变部位容易发炎、水肿,引发脑供血紊乱,从而形成颈源性眩晕。

(6)猝倒:颈椎病会引起猝倒,造成人体意外伤害。

(7)瘫痪和大小便障碍:由于颈椎病变造成脊髓、神经等的刺激和压迫,少数患者可出现瘫痪和大小便障碍,如某些病程较长的神经根型颈椎病可出现一侧或双侧上肢瘫痪;脊髓型颈椎病可出现单侧或双侧下肢瘫痪或大小便障碍。这些症状是严重的,但发病率不高,仅发生在某些特殊病例,不是每例颈椎病患者都会造成瘫痪。仅少数患者,由

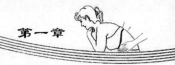

颈椎病基本知识

于外伤及治疗不及时等,病变不断发展,才会出现上述表现。可见,对此既不能掉以轻心,也不用过分担心和忧虑。大多数颈椎病患者不会发展到这种程度,即使发生,只要及时治疗,也是可以恢复的。

(8)肺通气功能减退:颈椎退行性病变所致的慢性压迫性颈脊髓病(包括脊髓型颈椎病、发育性颈椎管狭窄、后纵韧带骨化症)可以对患者的感觉与运动系统造成损害,有较高的致残率,严重影响患者的生活和工作能力。近年研究发现,该病还损害机体内脏功能,特别是患者的肺功能。

(9)颈胃综合征:颈椎骨质增生刺激交感神经,引起颈交感神经功能亢奋,同时又反射地造成胃肠交感神经功能增高,胆汁反流的长期刺激而损害胃黏膜,造成颈胃综合征。

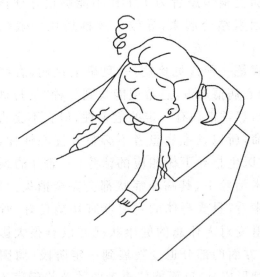

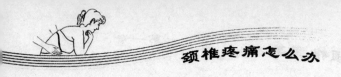

(10)脑卒中:颈椎病通常发生于中老年人,而中老年人又多伴有脑动脉硬化,这样脑血流速度会变慢,极易形成血栓而发生脑卒中。

问:颈椎病治好了还会复发吗?

答:颈椎病是一种容易反复发作的疾病,究其原因是多方面的。首先,颈椎病是一种退行性疾病,发病的基础是颈部的脊椎、韧带、椎间盘等组织的退变,这些退变很多是不可逆的,在通过各种治疗方法缓解症状后,各种退变情况并没有好转,所以一旦外界条件发生改变,颈椎病的症状就又可能会出现。其次,颈椎是人体中一个活动度很大的部位,平时的生活和工作中经常需要用力,比较容易受到损伤。再加上很多患者为了工作不能够很好地休息和锻炼。各种因素结合起来,导致了颈椎病比一般疾病容易复发。

颈椎病是一种常见疾病,一旦患上该病,有些人会非常焦急,担心病情加重,总希望能找到一种"灵丹妙药",一下治好。虽然颈椎病有一定的危害性,但它不会直接威胁到人的生命,所以颈椎病患者不必整日忧心忡忡,只要及时发现,在医生指导下做相应的治疗,大部分的颈椎病患者在非手术治疗下,其临床症状都会完全消失。并且,从全身情况来看,只要身体的主要器官功能良好,骨关节方面的部分退变对人体总的健康状况并没有很大影响。相反,骨关节方面的部分退变发展到一定阶段(周围韧带硬化并有骨刺形成时)反而能使患者的关节趋于稳定。只是

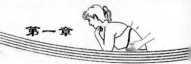

第一章 颈椎病基本知识

颈椎病患者的活动范围会比正常人小点而已。从性质上讲,因为颈椎病属于慢性疾病,时发时止,时轻时重,所以患者不要认为一两次治疗即可完全治愈,需要坚持长期治疗,定期观察。

问:为什么颈椎先天性畸形易诱发颈椎病?

答: 颈椎的各种先天性畸形,如先天性颈椎融合畸形、颅底凹陷等,都容易诱发颈椎病。

先天性颈椎融合畸形是指两个或两个以上颈椎融合,主要表现为颈椎缩短。先天性颈椎融合畸形临床有颈部短粗、后发际低平和颈部活动受限三大特点。

颈椎先天性畸形可以导致颈部椎管狭窄。大量的研究结果表明,颈部椎管矢状径狭小和颈椎病发病有密切联系,是脊髓型颈椎病的前置因素。

问:呼吸道疾病和咽喉部炎症会引发颈椎病吗?

答: 咽喉部炎症和上呼吸道感染是常见的呼吸道疾病。若患有急性咽炎、扁桃体炎、颈部软组织感染、淋巴结炎等,均应及时治疗。因为这类炎症一旦经淋巴系统向颈部及其关节囊扩散,往往成为颈椎病的发病原因或诱因。因此,预防颈椎病,防止各种上呼吸道炎症、预防感冒、保持口腔清洁也很重要。

研究证实,咽喉部炎症是颈椎病的重要易患因素之一。

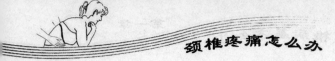

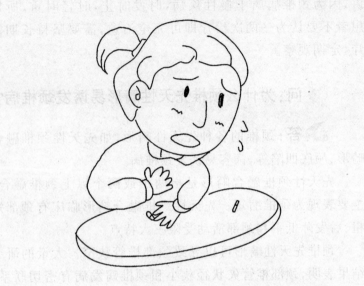

  颈椎和咽喉毗邻,两者之间的淋巴循环存在着密切联系。咽喉部的细菌、病毒等致病原,可引起颈椎部的关节及周围的肌肉痉挛、收缩,韧带松弛,肌张力下降,破坏局部的完整性和稳定性,最终导致颈椎病的发生。

  现代社会很多人经常处在一个高压紧张的环境中。由于人体时刻承受着压力,肌肉经常处于紧张状态,紧绷的肌肉会压迫肌肉中的小血管,使血管变小变细,肌肉的血液供应减少,代谢产物不容易排出。长期的高压力,会导致肌肉功能下降,肌肉变硬,缺乏弹性,容易疲劳。颈部的肌肉长期处于紧张状态,就会导致颈部的平衡失调,逐渐发展成颈椎病。

第一章

颈椎病基本知识

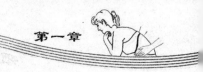

问：引起颈肩部平衡失调的原因有哪些？

答：引起颈肩部平衡失调的原因主要是颈椎骨关节和颈肩区软组织退变或病损。

根据生理活动的需要，颈椎骨关节形态与结构都有其特殊性。一旦椎间盘发生退变或病损，椎骨间失稳，相互之间的平衡关系被破坏，就会引起两对小关节和钩突关节也失稳，导致关节面区病损，关节囊退变，甚至关节突也产生骨刺。在失稳情况下椎骨间滑移不稳，增加了骨刺对周围组织的威胁，极容易产生挤压症状。当椎骨间失稳，平衡失调也就会牵连到周围软组织，如颈前的一对前、中、后斜角肌，两侧的胸锁乳突肌，颈后的一对斜方肌、项肌群、枕项间的肌群等，都可由于颈椎失稳而失去其相互制约、互相协调的平衡关系，从而发生某些或某组肌群的痉挛和劳损，久而久之，会导致挛缩。因为这些肌腱的解剖位置、走行方向与功能都各异，但均是围绕着颈部活动，起着稳定颈肩部活动的作用，所以从功能的要求来看，其各自的大小、形态、长短、宽扁各异，这也成为较易产生劳损的原因。

当然，颈肩部平衡关系失调最先是颈肩部软组织劳损，各肌组间失稳、功能障碍，也可促发椎间盘退变或病损，导致症状发生。此外，附在颈椎骨的韧带，如长的椎体前后的前纵韧带和后纵韧带、短的黄韧带，特别是黄韧带和后纵韧带发生退变、钙化增厚后，可挤压椎管内的脊髓，从而产生症状。医学理论上将颈椎骨关节间与附近韧带称为内平

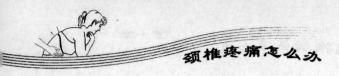

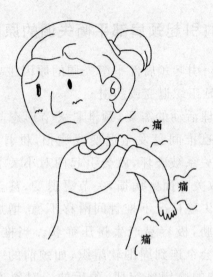

衡,颈肩外周肌腱等称为外平衡。内平衡间、外平衡间、内外平衡间都处于相互制约、互相协调的正常平衡关系,如果破坏了这种平衡关系,就会导致失调。

此外,生活和工作中的不良习惯也会造成颈部的慢性劳损,如近视眼不戴眼镜、伏案工作时间长、长期处于低头姿势、长时间睡高枕等,都会导致颈椎间盘与项背韧带肌群长时间劳损。若有颈部急性损伤未能及时治疗,或有颈椎骨畸形与病变、颈肩软组织病损等都可能导致颈椎病。总而言之,上述的平衡关系必须在中枢神经系统的管理下维持,这是人体正常活动的先决条件。若属于中枢神经系统病损发生的平衡失调,则非颈椎病所致,需要加以鉴别。

第一章 颈椎病基本知识

问：哪些动作容易引起颈椎受伤，我们如何保护受伤的颈椎？

答：坐车打瞌睡，遇到急刹车时头部突然前倾，可造成颈椎挥鞭性损伤；婴幼儿的颈部肌肉尚不发达，颈软，如抱孩子姿势不当，也易造成过伸性颈椎损伤；父母随意拧孩子耳朵，孩子为了防御而急性扭颈可引起颈肌及其周围软组织损伤；有些青少年体育运动不得要领或不重视运动前的预备活动，如顶牛、头顶立、前滚翻等也可造成颈椎的运动性损伤。

在颈部受到急性损伤时，正确保护颈椎的方法是保持颈部的固定，不能随意转动、弯曲颈部和身体。盲目地运动颈部可以引起颈部的进一步损伤，有时还会导致颈脊髓受损而引起瘫痪。急性期颈部不能使用热敷，早期使用热敷有加重颈部水肿和出血的可能。

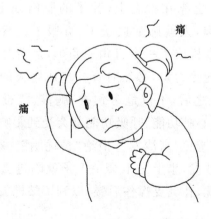

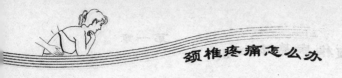

问:躺着看电视会引发颈椎病吗?

答: 现在很多人都是白天伏案工作,晚上回家图舒服卧床看电视。窝在沙发里或床上看电视、玩手机心情的确很放松,可这对颈椎来说却是煎熬。这样的习惯违背了颈椎生理曲线的姿态和活动。据悉,正常人都有颈椎生理弯曲,如果没有生理弯曲,甚至向相反的方向弯曲,就称为"反弓"。颈椎反弓是构成颈椎病最常见的病理基础,能够引起很多疾病。

半卧位时,腰椎缺乏足够支撑,原有弧度被迫发生改变,椎间盘所受压力增大,不利于腰椎和脊柱保持生理结构。久而久之,可能导致肌肉劳损、脊柱侧弯,甚至诱发颈椎病、腰椎间盘突出症。

体验过"葛优躺"的人,起初第一感觉就是——爽!舒服!因为"葛优躺"半边身体近乎仰躺于沙发,用不到腰部肌肉,同时脖子也靠在沙发上,脖子的肌肉处于"放假"状态。用不到肌肉,人就感觉放松了、舒服了。然而,这种姿势让身体和沙发构成了一个直角三角形,后背悬空,颈椎和腰部成了主要的受力点,必然对脊柱造成巨大的压力。"葛优躺"时间长了之后,不仅危害颈椎、胸椎、腰椎,容易导致脊椎畸形,而且心脏功能、呼吸功能都会受到影响。

所以,应该避免"窝沙发",拒绝"葛优躺"。家里最好选择质地偏硬的沙发,坐上去不会一下子就陷进去,休息时腰后最好加个靠枕,让其支撑住后腰,以利于腰椎放松。

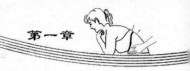

颈椎病基本知识 第一章

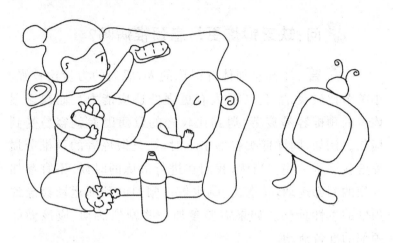

问：睡觉会引发颈椎病吗？

答： 人的一生中大约有 1/3 的时间是在床上度过的，所以正确的睡眠姿势对人的健康尤其重要。当枕头过低、过高或睡觉时枕的部位不当，长时间采用不良睡眠姿势又不注意及时调整，就容易造成颈部肌肉、关节、韧带的平衡失调，张力大的一侧容易疲劳而产生不同程度的劳损，当颈椎内外平衡被破坏时，就容易患颈椎病。所以，喜欢高枕者和有反复"落枕"病史者是颈椎病的高发人群。

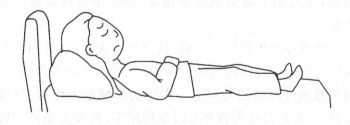

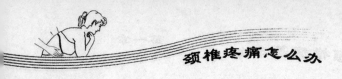

问：缺乏锻炼更易患颈椎病吗?

答： 经常参加体育锻炼的人,肌肉的力量比较强,小关节比较灵活,比普通人有更强的适应能力。而缺乏锻炼者的颈椎容易疲劳,遇到比较轻的致病因素就容易受到损伤。例如,同样低头看书1小时,缺乏锻炼者的颈椎劳损程度就严重一些。当然,我们在进行锻炼的时候,不宜参加剧烈的颈部运动,如拳击、跳水等。剧烈的颈部运动会导致颈椎的急性损伤。如果需要参加一些剧烈活动,应该做好颈部的准备活动。

问：什么是颈椎间盘突出症?

答： 颈椎间盘由于某种原因,向后外侧突出,压迫颈脊神经或颈脊髓而引起症状时,称为颈椎间盘突出症。

椎间盘又称椎间纤维软骨盘,是由纤维环、髓核及软骨板组成,并联结于上、下两个椎体之间的重要结构,除第一、二颈椎间没有椎间盘外,自第二颈椎下方至第一胸椎上方共有6个颈椎间盘(图1-7)。下部颈椎由于负重较大,活动较多,又与相对固定的胸椎相连,故易于劳损而发生退行性变。

纤维环发生退行性变后,其纤维首先变粗,进而发生玻璃样变性,其强度降低,最后断裂;也可因其失去弹性,不能担负原来可以承担的压力。在受到头颅重力作用、肌肉的牵拉、运动负荷过大和外力因素作用下,再加上髓核又居于

颈椎病基本知识

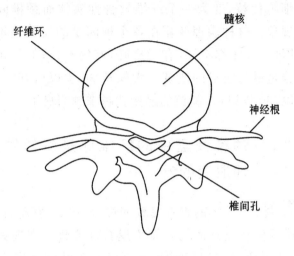

图 1-7 椎间盘

椎间隙的后方,纤维环即可因之向外膨出或破裂,而髓核则向狭窄薄弱的后纵韧带处突出或脱出,造成颈椎间盘突出症。

　　颈椎间盘突出症的发病年龄从 25～60 岁不等,男性较女性多见,男女之比为 2∶1,其发生率约为腰椎间盘突出症的 1/10。因颈椎间盘突出的部位不同,可分别压迫脊髓和脊神经,而产生一系列类似颈椎病的症状。

问:颈椎间盘中的髓核是怎样发生退行性病变的?

答:由于急性创伤和慢性的劳损而引起颈椎间盘

中的髓核水分减少,纤维网和黏液样基质逐渐为纤维组织和软骨细胞代替,变为一个纤维软骨性实体而颈椎间盘发生退变现象。这种病理变化在各个椎间盘的发展是不平衡的,而且每个人体都不同,有早有晚,有慢有快,但是颈椎的负重部分是最为明显的改变。大体从30岁以后开始变性,一般来说,50岁以后,髓核的退变就越来越明显了。

问:颈椎间盘中的纤维环是怎样发生生理退变的?

答:当人体的青春发育期过后,在20岁左右,椎间盘的纤维环停止发育而开始发生退行性变化。表现为纤维环变粗,透明变性,最后破裂,或可以发生纤维环向心性裂缝。裂缝一般发生在外侧,髓核可由此而突出。由于纤维环变性以后弹性减少,受肌肉的上下牵拉、重力的压迫和慢性劳损的影响而向周围膨出,使椎间隙变窄。最后发生椎间盘的钙化和骨化(图1-8)。

问:颈椎间盘的软骨板是怎样发生变性的?

答:颈椎软骨板由于慢性损伤和人体自行的退化而引起软骨板的变性,逐渐变薄,或为髓核侵蚀而发生缺损。这样损伤的软骨板和缺损的纤维环都失去了附着点而变弱,并失去了半透膜的作用而使体液营养物质的交换减少,这样就加快了纤维环和髓核的变性和坏死。同时,小血

第一章 颈椎病基本知识

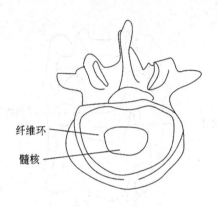

图1-8 纤维环及髓核

管可以从松质骨向缝内生长,形成肉芽,吸收髓核物质而变为纤维组织,而且变性的严重程度随年龄增大而加重。因为软骨板的破裂,人体自身保持着修复作用,这种修复作用可以使大部分椎间盘纤维化,并相对加强了其稳定性。但是,在这种条件下,颈椎如有不适当的活动,就可以产生骨刺,或因为外部的力量而产生颈椎间盘突出的症状。

问:颈椎椎体骨刺是怎样形成的?

答:椎体骨刺是颈椎病的主要病理变化之一,也是放射科诊断颈椎病的重要依据。其形成机制有以下几点。

(1)椎间盘变性塌陷后,其两端椎体周围的韧带是松弛的。由于前后纵韧带松弛变性,已失去防止颈椎过度活动的能力,所以椎体的异常活动即可刺激椎体边缘的骨膜,使新骨形成而生成骨刺。此种方式形成的骨刺,多见于慢性损伤(图1-9)。

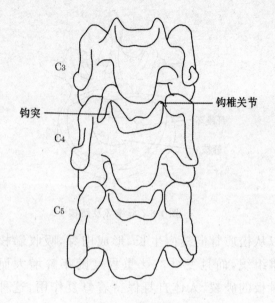

图1-9 钩椎关节

(2)急性外伤可使向四周突出的纤维环将椎体骨膜及前、后纵韧带推开,在其上、下、前、后形成4个间隙。间隙内可有血肿和渗出物,经过一定时间之后,血肿及渗出物被吸收钙化,即钙化或骨化而形成骨刺。

(3)骨端的韧带本身受到过多的张力牵拉所致。

问:颈椎病为何多发生于颈椎下段?

答: 颈椎病多发生于颈椎下段的原因有以下几点。

(1)颈椎下段活动最频繁,且活动较大,损伤机会多,但

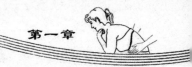

第一章 颈椎病基本知识

颈$_7$（C_7）因为横突较大有较多的肌肉保护，稳定性好，不易损伤，损伤多见于第五和第六颈椎。

（2）椎管从上至下逐步变小，但颈脊髓则与其相反。下段因颈部膨大而增粗，所以容易出现脊髓压迫。

（3）椎间孔从上至下逐步变小，但下段臂丛神经根，一般较颈上段颈丛神经粗大，所以容易损伤。

（4）第五和第六颈椎横突孔离椎体近，椎体有骨赘形成时，容易在第五和第六颈椎处压迫椎动脉等组织。

（5）下颈段脊髓血供较差，容易引起缺血性障碍。

（6）颈上段脊神经根是平行的离开脊髓，损伤机会少，而颈下段的脊神经根在椎管内向下斜行，损伤的机会较大（图1-10）。

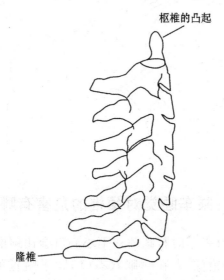

图1-10 颈椎整体观

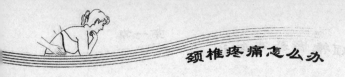

问:急刹车对颈椎有什么影响?

答:驾驶或乘坐在快速行驶的车内,遇到突然减速或紧急刹车,由于头颅发生惯性运动,和身体减速的速度不同,就可能导致颈部的损伤。这种损伤多为颈部深层的肌肉、韧带和关节囊发生撕裂或拉伤,或小关节错位,引起椎间失稳。经常处于这种环境,容易使颈椎受到慢性损伤,增加发生颈椎病的可能,所以驾驶员发生颈椎病的机会比常人要高。经常乘车者也应该注意对颈部的保护。

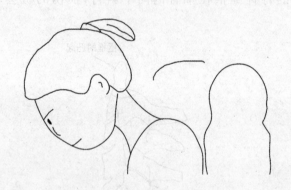

问:乘车睡觉对颈椎的危害有哪些?

答:乘车时打瞌睡一不小心就会让颈椎受到伤害。

(1)颈椎错位:人在睡眠状态时,脖子附近的肌肉会变松弛,肌肉对颈椎的保护作用就相应降低,当遇到车体晃动或刹车颠簸时,很容易让颈椎发生错位导致颈部受损。

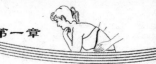

第一章 颈椎病基本知识

坐车打瞌睡,急刹车时受惯性作用,头部会在很短的时间内向前和向后剧烈晃动,因而容易使颈椎、颈髓损伤,邻近软组织挫伤出血。

(2)发生落枕:在车上耷拉着脑袋睡觉,还容易使一侧脖子疲劳而发生落枕,加速颈椎的自我退行性改变。

问:经常打牌和打麻将对颈椎有什么影响?

答:有很多人喜欢打牌和打麻将,而且一打就是好几个小时,甚至更久,使颈椎长时间处于某一特定体位,这样会导致颈椎间盘内的压力增高,使颈部肌肉长期处于非协调受力状态,颈后部肌肉和韧带易受牵拉劳损,椎体前缘相互磨损、增生。经常打牌和打麻将,可以使颈椎反复受到损伤,容易引起或加重颈椎病。

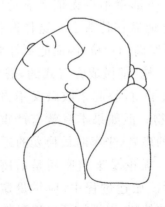

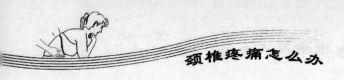

问:坐长途汽车时,怎样才能更好地保护颈椎?

答:许多人喜欢坐车时靠在椅背上或车窗边打盹、睡觉,这些做法可能损伤颈椎。

打瞌睡时,人体颈部的肌肉是放松的,头部会因重力作用自然下垂,所形成的姿势全靠颈椎骨关节的支撑及肌腱的牵拉来维持。车辆颠簸或急刹车、急转弯时,人若清醒,肌肉处于紧张状态,能够马上反应。而人睡得迷糊、肌肉完全松弛的状态下,脖子与头部就会像鞭子一样甩来甩去,很容易造成颈椎损伤、错位、排列不良,严重的可能损伤脊髓和神经,甚至导致瘫痪。

所以,在车上睡觉,最好找个支撑物"架住"头部。"U枕"具有一定的高度和柔软度,在车上睡觉时可将其套在脖子上。如此一来,头部就不再无依无靠地随着车的运行晃来晃去,而是稳稳地靠在枕头上。这样既保持了颈椎的自然弯度,也减轻对肌肉的牵拉,因而能更好地保护颈椎。

目前,很多"U枕"都做成充气式的,需要时把它吹鼓起来,闲时把气体放了,折叠起来收藏又不占地方,实在是长途之旅的必备之物。但如果本身就有严重的颈椎病,特别是脊髓型颈椎病的患者,坐车时最稳妥的还是戴上颈围。

此外,坐车时,无论是坐前座还是后座,都一定要系好安全带,扶好扶手。旅途过程中,应尽量避免睡觉,可不时转转头、抬抬手、伸伸腿,以缓解颈肩腰腿各处的疲劳。

问：趴桌子睡觉对颈椎有危害吗？

答：趴在桌子上睡觉时，身体弯曲度增加，一方面使胸廓不能很好地舒展，导致呼吸不通畅；另一方面由于人的颈椎长时间处于同一体位，如左侧位、右侧位、过度前屈位而容易造成颈椎劳损。

驼背、哈腰的不良坐姿，会使颈椎长期处于向前屈的劳累状态，颈后肌群也会因长期处于强直状态而发生劳损，引发颈椎病。

人体颈椎前凸、胸椎后凸、腰椎前凸、骶椎后凸的生理弯曲，可以缓冲身体的重力。而驼背、哈腰等不良坐姿则会使得整个躯体重量全部压在腰骶部，压力承受面分布不均，故会引起腰、腹、背部肌肉下垂并疼痛，脊椎肌肉（包括颈部肌肉）也因血液循环欠佳而出现痉挛、酸痛症状，从而殃及颈椎。

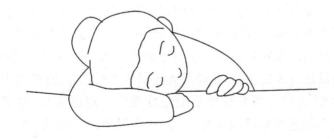

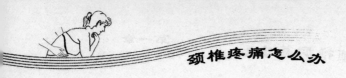

问：长时间吹空调对颈椎有哪些危害，如何避免空调对颈椎的伤害？

答：空调确实给人们的生活带来极大便利，使人们免受酷夏炎热的折磨。而过分依赖空调也会造成对人体平衡系统的损害，这点应引起大家的注意。炎炎夏日，许多人为了凉快，总是开着空调，不注意保暖。没有灼人的阳光，没有汗流浃背，一切都在空调房的电脑前轻松完成，工作环境看上去是很"舒适"，但时间一长颈部疼痛、僵硬、发麻等症状随之而来并频频发作，严重时甚至连头也不敢转，还伴有心慌、全身无力的症状。

事实上，高温状态下，人体自身也有"应急机制"，人体会产生应急蛋白，使人体细胞免受高温的损害。但如果长期生活在空调营造的清凉环境中，就会抑制此种应急蛋白的产生，影响人体对高温的"应急机制"，从而失去自我保护功能，而一旦处于高温环境中时，就很容易中暑。

专家认为，在空调环境中，长时间的冷风刺激极易引发颈部肌肉痉挛，导致颈肩部酸痛，长期下去可能导致更严重的颈椎疾病。尤其是梅雨季节在空调直吹环境下低头工作者，更容易使身体受寒，导致局部血液循环不畅，加速脊椎周围组织病变，往往会引起颈椎病的急性发作。遗憾的是，很多人依然会把这些症状与工作压力、疲劳联系到一块儿，却忽视了不健康的空调环境也是导致颈椎病的重要因素之一。

那么，如何避免空调对颈椎的伤害呢？

（1）应避免将空调安装于正对床的上方，以免冷气对人

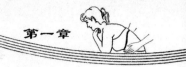

颈椎病基本知识

直吹。

（2）使用空调温度不宜过低，夏季最适宜的室温是24℃～27℃，室内和室外温差最好不要超过10℃。

（3）长时间使用空调的房间要注意卫生，否则过多的灰尘会诱发哮喘等疾病。

（4）从室外进入室内时，最好先用干毛巾擦干汗水，再开空调。

（5）经常处于空调环境中的人，应当适度进行体育锻炼，以提高身体的抗病和应急能力。

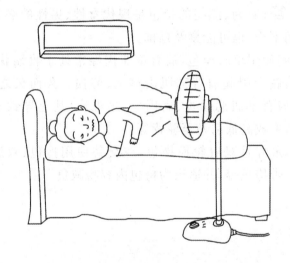

问：用脖子夹着手机打电话对颈椎有什么影响？

答：有些人为方便接听电话，习惯把手机夹在脖

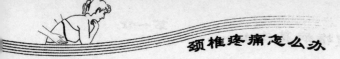

子上。其实,用脖子夹着手机打电话是潜在的颈椎健康"杀手"!时间一长可能导致颈部不自主地前屈,不仅使颈部肌肉紧张、痉挛,甚至还有可能损害颈部的软组织,造成颈部动力平衡失调。长此以往,颈椎会在固有的自我退行性改变的基础上加速退变,最终导致椎体增生、椎间盘退变、韧带钙化等病变。而这些病变又会刺激或压迫相邻的神经根血管,加重颈椎负担,从而增大颈椎病的发生概率。

问:长期背单肩包对颈椎有什么危害?

答:时尚、漂亮的挎包是现代女性、男性的必备用品,但使用不当,也可能累及颈椎。

长时间使用单肩挎包,肩背部肌肉经常处于收缩状态,时间一长,就会引起肩背部肌肉痉挛、劳损。久而久之,可能演变为肩背部肌筋膜炎、肩周炎、颈椎病,甚至导致脊柱力学改变,形成高低肩乃至驼背等。

所以,最好是双肩轮换挎包,或交替使用拎包、双肩背包、单肩长带挎包等,并适当为挎包内容物减负。

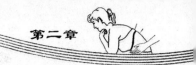

第二章 颈椎病的分类

问：颈椎病都有哪些类型？

答：颈椎病的临床表现依病变部位，受压组织及压迫轻重的不同而有所不同，根据临床症状大致分为神经根型、脊髓型、椎动脉型及交感型（图 2-1）。

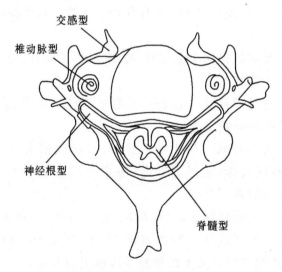

图 2-1　颈椎病临床分型

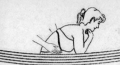

(1)神经根型:多见于40岁以上的人群,起病缓慢,多无外伤史。但是,当头部受到各种原因的外伤时会诱发本病。主要症状有颈肩背疼痛及颈神经刺激或者受压症状。

①颈部有不同程度的畸形及僵硬现象。

②压痛点在受累颈脊神经的颈椎横突下方及其背支支配的区域。

③臂丛神经牵拉试验阳性。

④椎间孔压缩试验阳性。

(2)交感型:交感型颈椎病主要是因颈椎生理弯曲消失、颈部肌群长时间紧张、颈椎间盘突出等因素造成的颈椎不稳定,刺激交感神经末梢而产生的临床症状。

交感型颈椎病的特点是有压迫感与钝痛、灼痛,产生的部位深,界限模糊不清,并有弥漫性扩散,不沿神经干的路径传导。

主要症状包括头部症状、眼耳鼻喉部症状、胃肠道症状及心血管症状。

①胃肠道症状。恶心甚至呕吐、腹胀、腹泻、消化不良、嗳气及咽部异物感等。

②头部症状。如头晕或眩晕、头痛或偏头痛、头沉、枕部痛,睡眠欠佳、记忆力减退、注意力不易集中等。偶有因头晕而跌倒者。

③心血管症状。心悸、胸闷、心率变化、心律失常、血压变化等。面部或某一肢体多汗、无汗、畏寒或发热,有时感觉疼痛、麻木但是又不按神经节段或走行分布。

(3)脊髓型:颈椎间盘突出、韧带肥厚骨化或者其他原

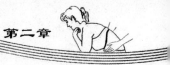

颈椎病的分类

因造成颈椎椎管狭窄,脊髓受压和缺血,引起脊髓传导功能障碍者。有的以上肢开始发病,向下肢发展;有的以下肢开始发病,向上肢发展。主要表现为走路不稳、四肢麻木、大小便困难等。

(4)椎动脉型:因钩椎关节退行性改变的刺激,压迫椎动脉,造成椎-基底动脉供血不全者,常伴有头晕、黑矇等症状,与颈部旋转有关。

(5)其他型:一般是指食管压迫型,表现为吞咽有异物感等症状。临床上非常罕见。

问:脊髓型颈椎病发病因素有哪些?

答:脊髓型颈椎病的发病因素主要有动力性因素、机械性因素、血管因素和先天发育因素4个方面。

(1)动力性因素:颈椎椎节失稳、松动;后纵韧带膨隆、皱褶;髓核后凸和黄韧带肥厚前凸等突向椎管腔而导致脊髓受压。这些情况可因体位或姿势的改变而减轻、消失(或加重),所以称为动力性因素。

(2)机械性因素:椎体后缘骨质增生;髓核突出或脱出后形成粘连、机化,由此造成对脊髓的持续性压迫,或当颈椎活动时脊髓在凸出部位来回摩擦。这些情况均可使脊髓受压或受刺激而出现症状。是否出现症状与压迫的程度、时间及是否持续有关,或与摩擦后是否发生水肿、充血等有关。

(3)血管因素:脊髓的血液供应是保持脊髓完成各种复杂功能的重要基础,一旦某些血管因遭受压迫或刺激而出现痉挛、狭窄、相应支配区缺血，则可能产生瘫痪症状。

（4）先天发育因素：颈椎椎管矢状径先天性发育狭窄也是不容忽视的原因。

问：脊髓型颈椎病的类型有哪些？

答：根据脊髓受损的部位、程度及临床表现，可将脊髓型颈椎病分为中央型、锥体束型、横贯型3种类型（图2-2）。

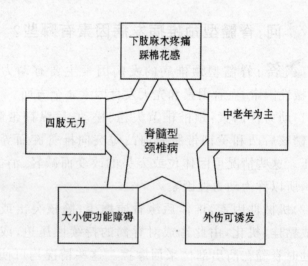

图2-2 脊髓型颈椎病

（1）中央型：又称"上肢型"，为脊髓的前角和后角细胞受损而引起的一系列症状，以前角运动细胞受损者多见，是

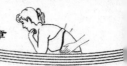

第二章 颈椎病的分类

因动脉受压或遭受刺激所致。一侧受压表现为一侧症状,双侧受压表现为双侧症状,感觉上肢麻木、乏力,手指伸屈活动不能自如。有的手部骨间肌及鱼际肌萎缩,受累肌肉的肌张力及腱反射可减弱或消失。

(2)锥体束型:因中央型颈椎病病变加重,使脊髓的锥体束受到压迫和损伤。其主要症状为缓慢地进行性双下肢麻木、发冷、疼痛和乏力,走路飘飘然像踩在棉花上,步态不稳,易摔跤。发病初期,常呈间歇性症状,每天走路过多或劳累后出现。随着病程的发展,病情可逐渐加重并转为持续性。上述症状多为双侧下肢,单侧较少见。

(3)横贯型:锥体束病变继续向周围扩展,位于颈椎前、侧索部的脊髓丘脑束受损。患者表现为胸部以下感觉麻木,严重者可出现大小便功能障碍。

问:什么是食管型颈椎病?

答: 食管型颈椎病因咽喉干涩、咽喉部疼痛、有明显异物感、吞咽困难等咽喉和食管症状而得名。食管型颈椎病是以在X线侧位片出现颈椎生理曲度变直、反张,前曲度加大,椎体移位,椎体前缘增生,以及食管后壁黏膜炎性渗出,不同程度的溃疡、憩室形成等病理改变为诊断依据的颈椎病。

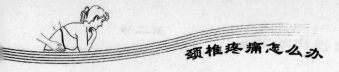

问:什么是混合型颈椎病?混合型颈椎病患者应注意哪些方面?

答: 颈椎病除颈型、神经根型、椎动脉型、脊髓型、交感型、食管型这6种类型之外,临床上常可见到两种或多种类型的症状同时出现,可称之为"复合型"或"混合型"颈椎病。

混合型颈椎病患者平时应注意以下几点。

(1)睡觉时不可趴着睡,枕头不可过高、过硬或过平。枕蚕沙枕头可改善颈椎的不适。

(2)避免和减少急性损伤,如避免抬重物等。

(3)积极治疗局部感染和其他疾病。

(4)改正不良姿势,减少劳损,每低头或仰头1~2小时,需要做颈部活动,以减轻肌肉紧张度。预防颈椎病的发生,最重要的是要改善坐姿,即使埋头苦干时,也要不间断地做运动。

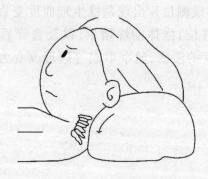

第二章 颈椎病的分类

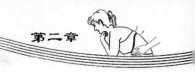

问：颈椎间盘突出症有哪几种类型？

答：颈椎间盘前部较高较厚，正常髓核位置偏后，且纤维环后方薄弱，故髓核容易向后方突出或脱出，而椎间盘的后方有脊髓、神经根等重要结构，因此突出的髓核容易刺激或压迫脊髓或神经根，产生临床症状。

根据颈椎间盘向椎管内突出的位置不同，可分为以下3种类型。

(1)侧方突出型：突出部位在后纵韧带的外侧，钩椎关节的内侧。该处是颈脊神经经过的地方，因此突出的椎间盘可压迫脊神经根而产生根性症状。

(2)旁中央突出型：突出部位偏向一侧而在脊髓与脊神经之间，因此可以同时压迫二者而产生单侧脊髓及神经根症状。

(3)中央突出型：突出部位在椎管中央，因此可以压迫脊髓双侧腹面而产生脊髓双侧的症状。

问：中医理论对颈椎病有哪些认识？

答：我国中医理论中虽无"颈椎病"的病名，但其症状近似于中医的"痹证""痿证""头痛""眩晕""项强"等。中医书籍也有类似的"骨错缝，筋出槽"等描述。早在2000多年前的医学著作《黄帝内经·素问》中，对痹证就有如下描述："风寒湿三气杂至，合而为痹也。其风气胜者为行痹，寒气胜者为痛痹，湿气胜者为著痹也。"还根据病变症状和

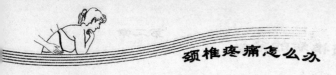

部位,将痹证分为筋痹、骨痹、脉痹、肌痹和皮痹等。这些记载中也极可能包含了对颈椎病的描述。

再如《灵枢·经脉篇》:"小肠手太阳之脉,……是动则病不可以顾,肩似拔,臑似折……颈颔肩臑肘臂外后廉痛。"《灵枢·五邪篇》:"邪在肾,则病骨痛阴痹。阴痹者,按之而不得……肩背颈项强痛,时眩。"《素问·长刺节论》:"病在骨,骨重不可举,骨髓酸痛,寒气至,名曰骨痹。"综览《黄帝内经》中记载的"骨痹""阴痹"和手太阳脉病变时所表现出的临床症状,与颈椎病之头、颈、臂、手等部位疼痛和感觉运动障碍是基本一致的。唐《千金方·骨极篇》中论述了"骨痹"的病因病机和临床症状,如"肾应骨,骨与肾合,以冬遇病为骨痹,骨痹不已复感于邪,内舍于肾,耳鸣见黑色是其候也,若肾病则骨极,牙齿苦痛,手足酸疼,不能久站,屈伸不便,身痹,脑脊酸"。认为"骨痹"与肾有关,并提出除身体痹痛外,可以出现脑脊酸痛和耳鸣目眩的椎动脉受压症状。明朝《赤水玄珠》一书对本病的病因论述也较详细,认为有湿热、风湿、痰饮、劳损、肾虚等因素。

所以,除了采用现代医学方法之外,最好结合中医学的传统理论,对颈椎病的治疗采取中西医结合的方法,吸取中医内治、外治手法及针灸等方法的精华,在对颈椎病的治疗上颇见成效。

中医学将颈、肩、臂痛等症状基本视为痹证。在病因学上一般认为是外伤、风寒湿邪侵袭、气血不和、经络不通等所致,头晕、目眩、耳鸣则与痰浊、肝风、虚损相关。中医不仅将颈椎病着眼于颈、肩、背、臂等局部,还有机地联系脏腑、经络、气血等整体,进行辨证施治;将肝、脾、肾等内脏的

第二章

颈椎病的分类

功能和筋骨、肌肉、关节功能有机结合,注重两者之间的互相影响、互相促进的作用,将颈椎病分为风寒湿痹、经络受阻、肝肾不足、气血虚弱、痰湿困阻和外伤等型(图2-3)。

　　基于中医对颈椎病的上述观点,在治疗上形成了外治手法、外用药物、针灸疗法和内治疗法等一整套的措施。根据不同的病因、征象和脉象,施用不同的治疗原则、不同的用药和不同的方法,尤其以内、外并重的原则有别于现代医学的治疗方法,也就是不仅注重局部的整复错位、松弛肌肉、伸展筋脉,而且更注重疏通经络、调节内脏的整体康复。所以,中医治疗或中西医结合治疗颈椎病,堪称是我国的"绝活儿"。

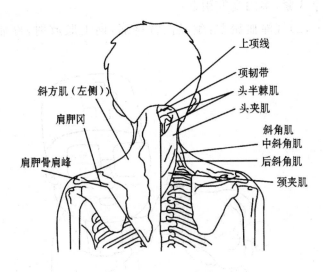

图 2-3　颈部软组织和韧带

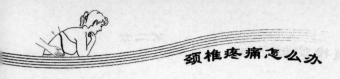

问：颈椎病中医分型中的痹证又有哪些分型？

答： 颈椎病中医分型中痹证是以颈部、上背、肩、上肢疼痛、麻木为主要表现,临床最为常见,约占颈椎病总量的70%,也是传统概念的颈椎病,根据临床性质分为风寒湿型、气滞血瘀型、气血两虚型、肝肾亏虚型、痰湿型等。

(1)风寒湿型:起病突然,多因受凉而发,颈、肩、背、上肢疼痛酸楚,有拘急感,颈部强硬、活动不利,或不敢活动,颈部怕凉,得热痛减,遭寒加重,秋冬季多发,舌淡,苔薄白,脉浮或紧,多因受寒引起。

(2)气滞血瘀型:颈、肩、背疼痛,向上肢放射,疼痛呈胀

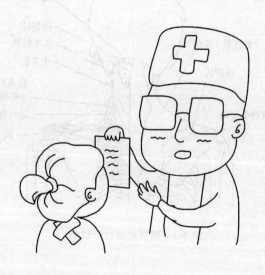

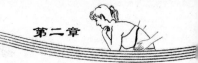

第二章 颈椎病的分类

痛、刺痛,疼痛较重,拒按,颈部因痛不敢活动,可影响睡眠,舌质紫暗,或有瘀斑、瘀点,脉弦或细涩,多因情志不遂、外伤、劳损等引起。

(3)气血两虚型:颈、肩、背、上肢疼痛,隐隐作痛,痛势不重,上肢麻木,活动无力,劳累后加重,休息减轻,多伴身倦乏力、头晕、健忘、心悸、面色无华,舌淡,苔薄白,脉细无力。

(4)肝肾亏虚型:颈、背酸痛,软弱无力,上肢隐痛,麻木无力,多伴腰膝酸软,耳鸣耳聋,五心烦热或形寒肢冷,舌淡,苔薄白,脉沉细无力。多由于肝肾不足、精血亏虚,不能充养筋骨所致。

(5)痰湿型:颈、背、上肢疼痛,有沉重感,活动无力,病程较长,缠绵难愈,伴周身困重,胸脘满闷,舌淡,苔白腻,脉细濡。多由于久居湿地,湿邪外袭,聚湿为痰,痰浊上阻所致。

问:颈椎病中医分型中的眩晕又有哪些分型?

答: 颈椎病中医分型中眩晕是以眩晕、头痛为主要临床表现,临床上也较常见,多由于椎动脉在横突孔中上行过程中受到挤压,或寰枕关节病变压迫椎动脉所致,临床上可伴有痹证类疼痛、麻木症状。根据患者体质和病变性质分为肝肾不足、气血两虚、痰浊上蒙等型。

(1)肝肾不足型:头晕目眩,与头颈活动有关,头枕部可有疼痛、麻木,颈部疼痛,上肢可伴疼痛、麻木,多伴腰膝酸软、耳鸣耳聋、四肢不温或五心烦热,舌淡或舌红,脉沉细或弦细。多由肝肾不足,精血不充,不能上充于脑、颈部筋骨所致。

(2)气血两虚型:头晕眼花,与体位有关,枕部痛或麻,颈部隐痛,上肢可见疼痛,麻木无力,以上诸症遇劳加重,休息减轻,伴气短懒言、倦怠纳减、心悸少眠,舌淡,脉细弱,多由于气血亏虚,不能上荣于脑所致。

(3)痰浊上蒙型:眩晕而头重如裹,颈部活动或旋转诱发或加重,颈部、头枕部酸痛沉重,病情缠绵难愈,多伴胸脘痞闷、恶心呕吐、少食多寐,苔白腻,脉濡滑。多由于痰浊上扰蒙蔽清阳、痹阻筋骨所致。

问:颈椎病中医分型中的痿证又有哪些分型?

答: 颈椎病中医分型中痿证以四肢痿软麻木无力,甚至不能站立或活动为主要临床表现,为颈椎病之重证,多见于脊髓型颈椎病,少数见于神经根型颈椎病,根据症状性质分为肝肾亏损、湿热瘀滞、气滞血瘀等型。

(1)肝肾亏损:单侧或双侧下肢麻木无力、沉紧,走路不稳,行走困难,双足如踏棉花感,可向上发展,颈部强硬,活动不利,伴腰膝酸软、耳鸣耳聋、头目眩晕、遗精阳痿、尿频、大便乏力等,舌红少苔或舌淡,脉细数或沉细无力。多由于肝肾亏损、精血不足、筋骨失养所致。

(2)湿热瘀滞:初起单足或双足痿软,微热而肿,麻木无力,行走不稳,喜冷恶热,逐渐向上发展,下肢、上肢亦出现

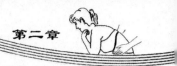

颈椎病的分类

痿软麻木无力,颈部可酸痛,胸脘满闷,小便赤涩不尽,大便溏泄不爽,苔黄腻,脉濡数。多由于湿热浸淫、气血阻滞所致。

(3)气滞血瘀:一侧或两侧下肢痿软麻木无力,先从足开始,逐渐向上发展,走路困难,可出现上肢麻木无力,颈部可疼痛、拒按,痛处固定不移,皮肤枯燥,无光泽,甚至肌肤甲错,舌质紫暗,或有瘀斑、瘀点,脉弦细或细涩。多由外伤、劳损、情志不遂等导致气滞血瘀、瘀血内停、新血则不达,不能滋养所致。

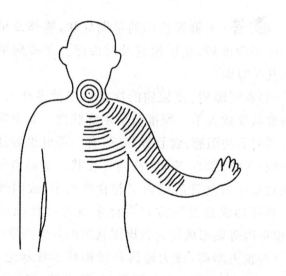

第三章 颈椎病的临床表现

问：颈椎病早期症状有哪些？

答： 了解颈椎病的早期症状，能够及早发现自己是否得了颈椎病，从而做到及时治疗。颈椎病早期症状有以下几个方面。

（1）吞咽障碍：颈椎病的症状是多种多样的，但是治疗本病要从症状入手。颈椎病早期症状之一是吞咽障碍。患者吞咽时有梗阻感，食管异物感，有一部分患者还会出现声音嘶哑、干咳、恶心、呕吐、胸闷等症状。这是由于颈椎前缘骨质直接压迫食管后壁而引起食管狭窄，或因颈椎病引起自主神经功能紊乱导致食管痉挛或过度松弛而出现的症状；也可因骨刺形成使食管周围软组织发生刺激反应引起。

（2）视力障碍：视力障碍是颈椎病的症状之一，该病症状表现为视力下降、流泪、眼胀痛、怕光等，有的颈椎病患者还出现视野缩小、视力锐减症状。这与颈椎病造成自主神经功能紊乱及椎-基底动脉供血不足而引发的大脑枕叶视觉中枢缺血性病损有关。

（3）高血压：有人会出现血压增高或降低的症状，这是

第三章 颈椎病的临床表现

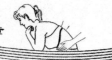

由于颈椎病引起的,一般情况下都以血压增高为常见,称为"颈型高血压"。这与颈椎病所致椎-基底动脉供血失常和交感神经受刺激发生功能紊乱有关。由于颈椎病和高血压病皆为中老年人多见,故两者并存的机会不少。

(4)颈心综合征:该颈椎病的症状主要表现为心前区疼痛、胸闷、期前收缩等心律失常及心电图 ST 段改变,易被误诊为冠心病。这是颈背神经后根受颈椎骨刺激和压迫所致。

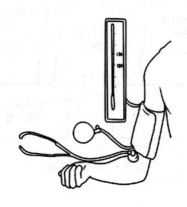

问:什么是颈型颈椎病,其症状有哪些?

答:颈型颈椎病在临床上非常常见,是最早出现的颈椎病,也是其他各型颈椎病共同的早期表现。以颈部症状为主,因症状较轻往往不被重视,以致反复发作,导致病情加重。多在夜间或晨起时发病,有自然缓解和反复发作的现象。不少反复落枕的患者多属此型。此时是颈椎病的最初阶段,也是治疗的最有利时机。

患者早期可有头颈、肩背部疼痛,有时疼痛剧烈,触压则痛,约有50%患者头颈部不敢转动或歪向一侧,转动时常和躯干一同转动。颈项部肌肉可有痉挛,有明显压痛(图3-1)。

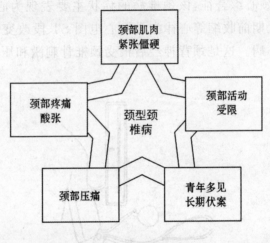

图3-1 颈型颈椎病

问:落枕与颈型颈椎病的区别有哪些?

答: 落枕经常发生在夜间睡眠姿势不良,或头颈长时间处于过度偏转的位置,或因睡眠时枕头不合适,过高、过低、过硬或感受风寒之后。一般起病往往是突然的,如晨起急性发病,或经过一个突然的急速动作后发病。主要表现为疼痛,疼痛范围一般集中在颈部,也可达到一侧肩臂部。头颈僵直状弯曲并转向健侧偏斜,活动受限制呈斜颈。一旦转向患侧,即发生如刀割样剧痛,并可传导到头部

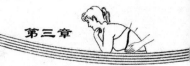

第三章 颈椎病的临床表现

斜方肌或肩部,严重时还会出现交感神经刺激症状。

落枕的症状与颈型颈椎病的症状比较相似。但颈型颈椎病的病史一般比较长,反复发病,颈椎 X 线检查可以发现退行性改变。而落枕的时间比较短,发病比较急,颈椎 X 线检查为阴性。当然,有的患者经常落枕,应该考虑颈椎病的可能。

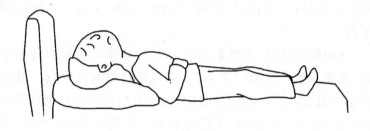

问:神经根型颈椎病的症状有哪些?

答: 临床上神经根型颈椎病多见于中年以上的男性患者。男女患者的比例为 1.27∶1,41～70 岁患者发病率为 66%。其发病史多为慢性发病,少数有颈部外伤史。

(1)颈肩部疼痛和手指麻木感:疼痛为根性病变的主要症状。急性期患者活动头颈部可以引起颈、肩、臂部痛,或呈上肢放射痛,常伴手指麻木感,晚间痛重,影响休息。少数患者为防止触碰颈部加重症状,用手保护患部。对急性发病患者,需注意检查是否为颈椎间盘突出病变。

慢性发病患者多感颈部或肩背部酸痛,上肢根性疼痛或指端有麻木感。此外,尚有上肢肌力减弱、肌肉萎缩。部分患者患肢可呈现肿胀,皮肤呈暗红或苍白色。风寒及劳损可为发病的诱因,部分患者无明显诱因而逐渐发病。

臂丛神经根部不同病变部位引起不同的疼痛区:颈$_5$神经根病变,其疼痛区为三角肌分布区;颈$_6$神经根病变,其向三角肌部及前臂桡侧及拇指放射;颈$_7$神经根病变,沿上臂及前臂后方向中指放射;颈$_8$神经根病变,沿上臂及前臂内侧向无名指、小指放射;而胸$_1$的神经根病变引起上臂内侧疼痛。

(2)肌力减弱:上肢肌力减弱为运动神经受损引起的症状,表现为患者持物时费力,部分患者持物时易脱落。肢体骨骼肌由2根以上的神经共同支配,单根神经受损表现为轻度肌力减弱,主要的神经根受累可出现明显的运动功能障碍(图3-2)。

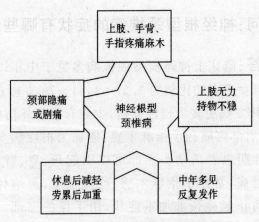

图3-2　神经根型颈椎病

第三章 颈椎病的临床表现

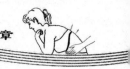

(3)颈部肌肉紧张:颈椎病患者常有颈部发硬的症状。颈神经根受到刺激,可反射地引起所支配的颈、肩部肌肉张力增高或痉挛。在急性期,检查多可发现患者后颈部一侧或双侧肌肉紧张,局部有压痛。

问:神经根型颈椎病的典型体征有哪些?

答: 神经根型颈椎病的典型体征有以下几点。

(1)颈部活动受限:在急性期,受累关节突关节呈急性炎症,关节滑膜及关节囊炎性肿胀,常合并关节积液,邻近的神经根及窦椎神经支受到刺激,患者多有颈肩部肌紧张,部分患者颈肩部肿胀,颈部因疼痛活动明显受限。

慢性发病患者,颈部向患侧做旋转活动时,由于受累关节移位,故常呈不同程度活动受限,颈部后伸运动也可受限。

(2)后颈部棘突及软组织检查所见:做寰椎横突及颈椎$_{2\sim7}$棘突触诊检查,可发现患椎多有病理性移位。在寰椎,表现为患椎横突向一侧后方旋转移位,压痛;对侧横突移向前方,局部有空虚感。在颈椎$_{2\sim7}$,患椎横突向一侧呈旋转和侧方移位,患侧叉沟部骨片压痛;移位侧患部上一颈椎的下关节突隆起,关节囊肿胀、压痛。患侧颈肌紧张,移位对侧下一关节突关节有轻度压痛。寰、枢椎旋转时,从其后弓穿出的枕大神经如受累时,寰、枢椎后弓中线外侧2横指部就会有压痛。

一小部分患者并无颈椎关节突关节移位,引起临床症状的主要病因为颈肩部软组织的炎症性病变,手指触诊检查可发现以下体征。

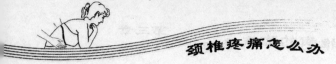

①附于颈椎棘突部周围的腱膜剥离,压痛。

②一侧或双侧颈椎棘突旁回旋肌有砾轧感、压痛。

③一侧关节突关节囊部肿胀、压痛。

(3)臂丛神经张力试验呈阳性。

(4)上肢腱反射检查:主要检查肱二头肌及肱三头肌腱反射。支配肱二头肌的主要神经为颈$_6$神经,肱三头肌为颈$_7$神经。在早期病变,这些神经根如受到刺激可呈现腱反射活跃,损害性病变则腱反射减退或消失。

(5)痛觉改变及肌萎缩:根性病变时患者浅部痛觉改变及肌萎缩体征局限于相应的皮节和肌节。多数患者表现为颈肩部及上肢肌肉呈轻度肌力减弱和肌萎缩。

问:椎动脉型颈椎病的症状有哪些?

答:椎动脉型颈椎病的症状呈多样化,有的表现为偏头痛,有的表现为心脏病、胃肠病,也有的表现为梅尼埃病,甚至有被误诊为"精神病"的。其中,头、面部症状较多见,偏头痛最多见,每10位患者中至少有7位具有一侧性偏头痛症状;10%的患者双侧都痛,表明两侧的椎动脉都有病变。其次是耳部症状,表现为耳鸣、听力减退及耳性眩晕等,发生率在70%左右。再次是视力障碍,约占40%,影响发音的大概占20%(图3-3)。

(1)眩晕:眩晕是椎动脉型颈椎病患者的常见症状。患者因为颈部的伸展或旋转而改变体位诱发眩晕症状。前庭神经核缺血性病变引起的眩晕,一般持续时间较短,数秒至数分钟即消失,发病时患者可有轻度失神及运动失调,表现

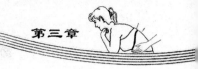

颈椎病的临床表现

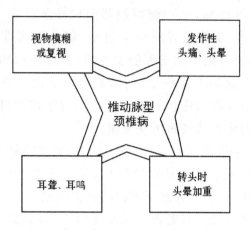

图 3-3　椎动脉型颈椎病

为行走不稳或斜向一方；迷路缺血性病变引起的眩晕不伴意识障碍；前庭神经病变引起的眩晕属中枢性眩晕症；迷路缺血性病变引起的眩晕属周围性眩晕症。部分患者有恶心感，急性发病时患者不能抬头，少数患者有复视、眼颤、耳鸣及耳聋等症状。

在体征方面，发病时患者颈部活动受限，做颈部旋转或活动时可引起眩晕、恶心或心慌等症状；部分患者在患侧锁骨上听诊检查时能听到椎动脉因为扭曲、血流受阻引起的杂音。后颈部拇指触诊时能摸及患椎向一侧呈旋转移位，同时棘突及移位的关节突关节部有明显压痛。

(2) 头痛：椎动脉型颈椎病的患者在发病时，头痛和眩晕症状一般同时存在。其中枕大神经病变是引起头痛的主要原因。因为椎动脉分支枕动脉供给枕大神经，临床上椎动脉痉挛引起枕大神经缺血而出现枕大神经支配区头痛症

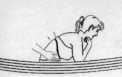

状,为间歇性疼痛,从一侧后颈部向枕部及半侧头部放射,并有灼热感,少数患者有痛觉过敏,触及头部即感疼痛明显。另外,副神经周围支配的斜方肌,其根性的病变或该肌外伤后可引起斜方肌痉挛,而从斜方肌穿出的枕大神经支受到挤压诱发临床症状。寰椎或枢椎发生移位时也可刺激从中穿出的枕大神经而诱发头痛。

(3)视觉障碍:由于颈椎病引起椎-基底动脉系痉挛,继发大脑枕叶视觉中枢缺血性病变,少数患者可出现视力减退或视野缺损,严重者甚至可以引起失明现象。

(4)突然摔倒:当患者颈部旋转时突然感到下肢发软而摔倒。其临床特征是:发病时患者意识清楚,短时间内能自己起来,甚至行走。这有别于其他脑血管疾病。

(5)根性症状:由于局部解剖的关系,椎动脉型颈椎病的患者也常常伴有神经根性症状。

问:为何说椎动脉型颈椎病患者切忌"猛回头"?

答:有的人走在路上听人呼唤,猛回头张望,就突然昏厥,不省人事了——真所谓"要命的一回头"。究其原因,与其罹患颈椎病(椎动脉型)不无关系。

人的意识主要靠大脑皮质及脑干、前庭系统的正常功能维系。而脑干、前庭系统的供血几乎完全靠椎动脉。由于椎动脉与颈椎的位置极为密切,故血流易受颈椎活动的影响。颈椎骨刺压迫、椎间隙变窄,均可使椎动脉扭曲延长,血流缓慢。老年人更可能因动脉硬化,致血管管径变小。

第三章 颈椎病的临床表现

在这些基础上,如果再发生颈椎急转,椎动脉突然受牵拉与刺激引起痉挛及狭窄,供应脑干的血流量将急剧减少,脑干前庭系统因缺血缺氧,就会引起眩晕及平衡失调,以致跌倒。

因此,颈椎病患者,特别是老年人,应谨记四项不宜:不宜猛回头;颈部运动幅度不宜过大;用力不宜过猛;不宜做旋转头颈的颈椎操。

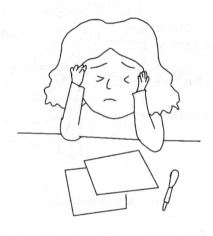

问:脊髓型颈椎病的症状有哪些?

答:脊髓型颈椎病是指由于颈椎间盘向后突出、椎体后缘骨刺、黄韧带肥厚、椎管狭窄、椎体滑移等对脊髓的直接压迫,或者由于交感神经的刺激,导致脊髓血管痉挛,从而造成脊髓变性坏死,并由此引起以肢体功能障碍为特点的症候群(图 3-4)。

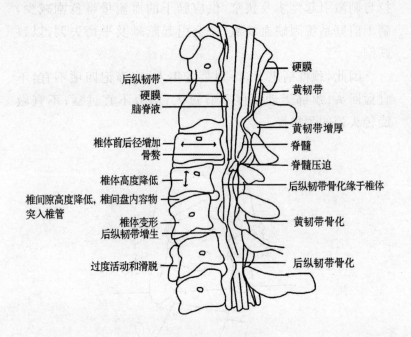

图 3-4　脊髓型颈椎病病变

(1)上肢症状:出现于一侧上肢或双上肢的单纯运动障碍、单纯感觉障碍或两种症状同时存在。其典型症状为麻木、酸胀、烧灼、疼痛、发抖和无力感。可发生于一个或多个手指,或在五个指尖部,或手的尺侧或手背;有的发生于肩胛部、肩部、上臂或前臂;或同时发生于上肢近端及远端,如同时有双肩及双腕疼痛;或沿神经根走行方向放射;如颈椎骨刺单纯压迫硬膜内运动根而没压迫感觉根,其症状即表现为上肢的单纯运动障碍。

第三章
颈椎病的临床表现

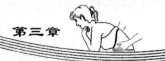

(2)下肢症状:出现一侧下肢或两侧下肢的神经功能障碍。有表现为单纯的下肢运动障碍者(如无力、发抖、腿软或易摔倒);有表现为单纯下肢感觉障碍者(如双足感觉异常、双下肢麻木);也有同时为感觉、运动障碍者。

(3)偏侧症状:出现于同侧上下肢的感觉运动障碍,如右臂发胀,同时有右腰、右下肢疼痛及肌肉震颤。

(4)交叉症状:出现于一侧和对侧下肢的感觉或运动障碍,如一侧上肢发麻而对侧下肢疼痛。

(5)四肢症状:出现于四肢的神经功能障碍,有表现为单纯感觉障碍者(如双足小趾及双手尺侧麻木);有短期内四肢陆续出现感觉、运动障碍者,如有一患者在长时间低头工作后,次日出现左手4、5指发麻,第三天出现右手4、5指发麻,第四、五天出现双下肢麻木、无力、抬腿困难、步态不稳的症状。

(6)头部症状:表现为头痛、头晕。

(7)骶神经症状:表现为排尿或排便障碍,如龟头部感觉异常、尿频、尿急、排尿不尽、腰腿酸软、排便无力或便秘等。

问:脊髓型颈椎病的典型体征有哪些?

答: 脊髓型颈椎病的典型体征有以下几点。

(1)脊髓型

①脊髓单侧受压。当脊髓单侧受压时,可以出现典型或非典型的 Brown-Sequard 综合征。表现为病变水平以下同侧肢体肌张力增加、肌力减弱、腱反射亢进、浅反射减弱,

并出现病理反射；重者可以引出髌阵挛或踝阵挛。另外，还有触觉及深感觉的障碍。对侧以感觉障碍为主，即有温度觉及痛觉障碍。而障碍的分布与病变水平不相符合。由于对侧的运动束及本体感觉束尚属正常，所以该侧的运动功能正常。

②脊髓双侧受压。早期的症状以感觉障碍为主或以运动障碍为主；晚期表现为不同程度的上运动神经元或神经束损害的不全痉挛性瘫痪，如活动不利，步行不稳，卧床不起，呼吸困难，四肢肌张力增加，肌力减弱，腱反射亢进，浅反射减弱或消失，病理反射阳性。患者有胸、腰部束带感，感觉改变平面与病变水平往往不相符合。有时左右两侧感觉障碍的平面与程度不相符合。有的感觉障碍平面呈多节段性分布。严重的病例可有括约肌功能障碍。

(2)脊髓与神经根混合型：除脊髓束受累的症状和体征以外，尚有颈神经根的症状，如肩、颈痛，上肢麻木或跳痛，肌肉萎缩，肱二头肌或肱三头肌反射减弱，手指感觉减退。

(3)交感神经脊髓混合型：有脊髓束症状，同时有交感神经受刺激的症状。

(4)椎动脉脊髓混合型：有脊髓束症状并有椎动脉受刺激的症状。

同时，脊髓型颈椎病中，可以根据其运动束的分布情况，分为四肢瘫、三肢瘫、双下肢瘫、双上肢瘫、偏瘫、交叉瘫六大类型。

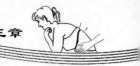

问：交感型颈椎病的症状有哪些？

答：交感型颈椎病的症状有以下几点。

（1）交感神经兴奋症状

①头部症状。头痛或偏头痛、头沉、头晕、枕部痛或颈后痛。但头部活动时这些症状并不加重。

②面部症状。眼裂增大、视物模糊、瞳孔散大、眼窝胀痛、眼目干涩、眼冒金星等症状。

③心脏症状。心跳加快、心律失常、心前区疼痛和血压升高。

④周围血管症状。因为血管痉挛,肢体发凉怕冷,局部温度偏低,或肢体遇冷时有刺痒感,或出现红肿、疼痛加重现象。还可见头颈部、颜面部和肢体麻木症状,但痛觉减退并非按神经节段分布。

⑤出汗障碍。表现为多汗。这种现象可局限于一个肢体、头部、颈部、双手、双足、四肢远端或半侧身体。

（2）交感神经抑制症状：交感神经抑制同时迷走神经或副交感神经兴奋。症状是头昏眼花、眼睑下垂、流泪、鼻塞、心动过缓、血压偏低、胃肠蠕动增加等。

交感型颈椎病的症状比较多,诊断的时候比较困难,容易和其他疾病混淆。医生在诊断该病的时候,首先会询问病史,观察是否有交感神经的反应和其他类型颈椎病症状的伴随,再结合患者X线检查颈椎退行性改变的结果,排除冠心病、眼科疾病、脑血管疾病,以及其他可以引起交感神经反应的疾病后,才可以诊断交感型颈椎病(图3-5)。

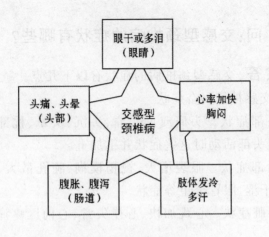

图 3-5 交感型颈椎病

问：食管型颈椎病的症状有哪些？

答：食管型颈椎病病情时轻时重，并可受上呼吸道感染等其他疾病的影响而加重。食管型颈椎病疼痛、干涩感位置靠下，多数患者喉结上部疼痛，随颈项部的活动加强而有逐渐减轻的可能。其咽喉部干涩疼痛较重，异物感不明显。而且异物感症状多在吞咽时发生，不同于梅核气时的异物感。使用治疗咽喉部和梅核气药物对食管型颈椎病多无作用，或仅在某种程度上减轻，随后又恢复到原程度。而在使用颈椎病治疗方法时症状减轻明显，特别是在纠正椎体移位后有立竿见影的效果。个别患者因椎体前缘增生严重，导致治疗中症状减轻缓慢，相对治疗时间延长，但仍有一定疗效。

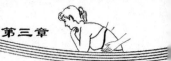

问:食管型颈椎病引起的吞咽困难症状如何分级?

答: 食管型颈椎病的典型症状为吞咽困难,共分为轻、中、重3度。

(1)轻度:早期症状,表现为颈部后伸时症状出现,颈部前屈时症状消失。

(2)中度:吞咽硬质食物时困难,但可吞咽软食和流食。

(3)重度:仅可进食汤汁或水。

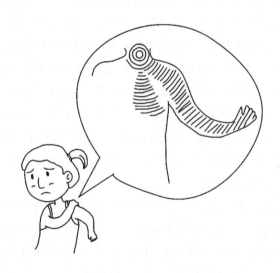

问:混合型颈椎病的症状有哪些?

答: 主要症状有疼痛、头晕、呕吐、手麻、失眠、反射性疼痛等。若不抓紧治疗,病情进一步发展,还可能导致无规律性流涕、视力下降、面瘫或上肢肌肉萎缩等严重后果。从开始的局部炎症水肿形成积液,使患部机体代谢障碍,到后期堆积形成增生。

问：颈椎间盘突出症有什么临床表现？

答： 根据颈椎间盘向椎管内突出的位置不同而有不同的临床表现。

（1）侧方突出型：由于颈脊神经根受到刺激或压迫,表现为单侧的根性症状。轻者出现颈脊神经支配区(即患侧上肢)的麻木感,重者可出现受累神经节段支配区的剧烈疼痛,如刀割样或烧灼样,同时伴有针刺样或过电样窜麻感,疼痛症状可因咳嗽而加重。此外,尚有痛性斜颈、肌肉痉挛及颈部活动受限等表现,尚可出现上肢发沉、无力、握力减退、持物坠落等现象。体格检查可发现被动活动颈部或从头部向下做纵轴方向加压时均可引起疼痛加重,受累神经节段有运动、感觉及反射的改变,神经支配区域相应肌力减退和肌肉萎缩等表现。

（2）旁中央突出型：有单侧神经根及单侧脊髓受压的症状。除有侧方突出型的表现外,尚可出现不同程度的单侧脊髓受压的症状,表现为病变水平以下同侧肢体肌张力增加、肌力减弱、腱反射亢进、浅反射减弱,并出现病理反射,可出现触觉及深感觉障碍；对侧则以感觉障碍为主,即有温度觉及痛觉障碍,而感觉障碍的分布多与病变水平不相符合,病变对侧下肢的运动功能良好。

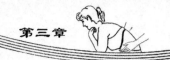

第三章

颈椎病的临床表现

（3）中央突出型：此型无颈脊神经受累的症状，表现为双侧脊髓受压。早期症状以感觉障碍为主或以运动障碍为主，晚期则表现为不同程度的上运动神经元或神经束损害的不全痉挛性瘫痪，如步态笨拙，活动不灵，走路不稳，常有胸、腰部束带感，严重者可卧床不起，甚至呼吸困难，大、小便失禁。检查可见四肢肌张力增加，肌力减弱，腱反射亢进，浅反射减退或消失，病理反射阳性，髌阵挛及踝阵挛阳性。

X线检查可显示有颈脊椎侧弯畸形，生理曲度减少，颈椎发直或向前弯曲，部分患者可见病变椎间隙狭窄，病程较长者于椎体边缘有唇样增生现象；脊髓造影在突出的相应节段平面有充盈缺损、部分梗阻或完全梗阻表现；CT或磁共振检查可明确突出的节段、范围、大小及与神经脊髓的关系等（图3-6）。

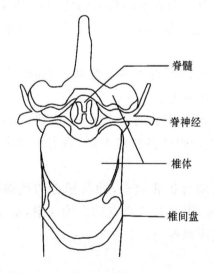

图3-6 脊髓、脊神经、椎体、椎间盘剖面图

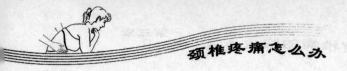

问:压痛点与激痛点有什么区别?

答: 压痛点是由原发病灶接受物理、化学因素刺激而产生的电信号。当受到外力压迫时使原来的刺激增加而产生更为显著的定位疼痛感觉,即为压痛点。它常与较表浅的筋膜炎或深部的损伤部位相符合,压痛较集中、固定、明显。如冈上肌腱炎、胸锁乳突肌炎、颈肌损伤、颈椎损伤、骨折等。

激痛点是指来自肌筋膜痛的敏感压痛点,可诱发整块肌肉痛,并扩散到周围或远隔部位的激惹感应痛。

(1)激痛点可为钝性痛或锐痛,突然痛者多为外伤引起,渐渐痛者为劳损引起。

(2)每一块肌肉都有不同形式的感应痛点,用指压或针刺激痛点都可引起。激痛点越灵敏,感应痛越重,持续时间越长。

(3)激痛点可诱发自主神经症状,如血管收缩、局部肿胀、流涎、头晕、耳鸣等。

(4)激痛点也可使肌肉紧张发硬,但肌营养不受影响,无肌萎缩。此点与根性神经痛不同,后者虽然也压痛,但多有肌萎缩。

(5)局部封闭可扩张血管,冲淡积存的代谢产物,阻断向心性疼痛传导,因此对激痛点的准确注射,加上缓缓牵拉紧张肌肉,常能缓解疼痛。

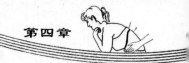

第四章 颈椎病的诊断

问:颈椎病诊断的一般原则和最新诊断标准有哪些?

答:诊断颈椎病主要从临床表现与颈椎 X 线片两方面综合分析,一般的原则有以下几点。

(1)临床表现与 X 线片所见均符合颈椎病者,能确诊。

(2)具有典型颈椎病临床表现,而颈部 X 线片没有出现明显异常者,应在排除其他疾病的前提下,方可诊断为颈椎病。

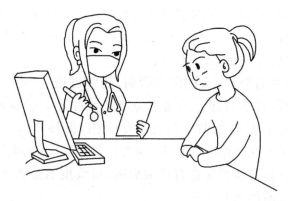

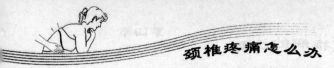

(3)临床上没有主诉与体征,而在颈部 X 线片上出现异常者,应慎重诊断为颈椎病。并可将在颈部 X 线片上所见的阳性体征在病历上加以描述。

问:颈椎病有哪些自我检查?

答:自我检查颈椎的活动情况,往往是发现颈椎病的第一步。通过做颈椎的前屈、后伸、侧屈、旋转动作,可以查看颈脖的活动范围是否减小,活动时是否疼痛,是否有僵直发硬感,是否伴随眩晕、头痛、手臂麻木、下肢乏力或其他身体部位(尤其是上半身)不适等症状。有助于达到早预防、早保健、早治疗、早康复的效果(图 4-1)。

(1)前屈后伸:正常头颈前屈时,下颌可贴近胸骨,即前屈可达 45°。正常颈椎在后伸时,额头和鼻子近乎水平位,即后伸可达 45°。假如颈部的前屈后伸角度变小,可能反映颈椎功能正在减弱,应该特别注意。①选取直立或者坐姿。②缓慢地将头低下,再后伸。③低头时让眼睛尽量看自己的胸部,看下颌是否能碰到自己的胸骨。仰头时下颌尽量朝天花板方向,感觉枕部能否接近自己的颈脖后的大椎穴。向前、向后反复屈仰试验 3 次。

(2)左右侧屈:头向侧方弯曲,正常可达 45°,耳向同侧肩部靠近,可达肩部。①选取直立或者坐姿。②缓慢地将颈部向左右两侧屈曲。两肩不能上抬,保持同一水平面。③尽量让头在颈椎的带动下,向右边侧屈,然后再向左边侧屈。看看耳朵能否靠近自己的肩膀,看看度数是否够,将颈部向左右两侧屈曲 3 次。

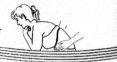

第四章 颈椎病的诊断

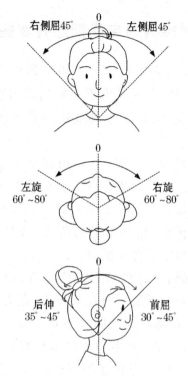

图 4-1 颈椎活动范围

(3)左右旋转：头向一侧旋转，正常时下颌碰到肩且看到侧方。左右旋转可达 60°～80°。①选取直立或者坐姿。②缓慢地将颈部向左右两侧旋转。③尽量让头在颈椎的带动下向右边旋转，然后再向左边旋转。看看自己的下巴能否靠近肩膀，看看度数是不是够大。左右两侧旋转测试 2 次。

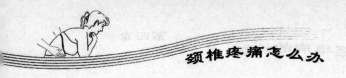

问：颈椎病的自我判定有哪些？

答：如何判定自己是否患了颈椎病，并不像判定伤风感冒那样容易，主要是由于颈椎病的病程长，受侵犯的组织较多，错综复杂，以至于其发病信号表现为多种多样，现介绍如下。

（1）颈部僵硬：这是颈椎病发病的早期信号，大多数患者于清晨起床时，突然感到颈部失去原有的灵活自如性，而且有僵硬感，头颈怎么活动也不对劲。但此种情况，除了颈椎病以外，颈部扭伤（包括常见的落枕）或其他颈部疾病的早期也可发生，当然后者少见，约占20％。

（2）颈部疼痛：单纯性后颈部疼痛者，如用手向上牵引头颈症状减轻，而向下加压时症状加重，则表明是颈型颈椎病的可能性大。颈部疼痛的同时伴有上肢（包括手部）放射性疼痛和（或）麻木者，大多为神经根型颈椎病。仅有手指放射性疼痛者，可能为脊神经根型颈椎病。约50％的颈椎病患者并无颈部症状。

（3）眩晕及突然跌倒（猝倒）：在头颈向左右旋转时，如引发偏头痛或眩晕者，大多为椎动脉型颈椎病，尤其是在闭眼时更容易发生。个别患者也可能在此时突然跌倒，主要原因为椎-基底动脉缺血所致，这是椎动脉型颈椎病严重时的一种表现。

（4）肌力减弱：颈部疼痛的同时，伴有上肢或下肢肌力减弱及肢体疼痛者，大多为脊髓型颈椎病或是合并颈椎椎管狭窄症颈椎病；低头时突然全身麻木或有"过电"样感觉

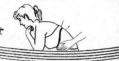

颈椎病的诊断

者,大多为脊髓型颈椎病,合并有严重型颈椎椎管狭窄症者更为多见。凡四肢肌力突然降低,包括手部握力降低、步行时抬步困难等,均应怀疑是否患了颈椎病,需要做进一步的检查,以便确定诊断。

(5)麻木感:不明原因的上肢麻木尤其是指尖明显者,可能为脊神经根型颈椎病或颈椎椎管狭窄症。上下肢均有麻木感主要是颈椎椎管狭窄症或者颈腰综合征之病例,但脊髓型颈椎病亦有可能。

(6)束带(被捆绑)感:身上好像被布带缠绕一样,即为束带感,以胸部及腹部为多见。凡出现此种症状者,均有可能为脊髓型颈椎病,但应排除脊髓侧索硬化症。下肢无力当走路时双下肢无力,甚至突然跪倒,或行走时腿部有"打漂"或"踩棉花"的感觉,迈步艰难,表明下肢肌力已有严重障碍,此种症状多见于脊髓型颈椎病。

(7)手中持物突然落下:如果手持物品突然落下,包括吃饭时的饭碗、筷子及汤勺等,这可能为已发展到严重程度的脊髓型颈椎病。进食困难伴有颈痛的吞咽困难者,或是仰颈进食困难而低头进食较容易者,均有可能为食管受压型颈椎病。

(8)其他表现:心电图正常的"心脏病",内科检查不出异常的"胃病",被怀疑为"精神病"而又证据不足等,都有可能为椎动脉型颈椎病,需及时就诊并确诊。

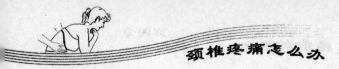

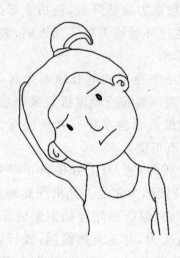

问：你知道颈椎病的医院诊断程序吗？

答：由于颈椎病具有病理变化较多、临床表现较为复杂的特点，所以医生会通过询问病史、体格检查、辅助检查、鉴别诊断、临床分型等一系列程序来诊断颈椎病。患者需要密切配合医生的诊断过程。

（1）询问病史：医生接诊后，首先会向患者询问病史。患者需要向医生叙述自己的生活方式、有无外伤史，帮助医生了解病因；患者首发症状的性质、时间，症状的演变过程和曾经接受过的治疗和疗效等内容，尤其是首发症状的性质与特点、症状的演变过程，对于医生的诊断和鉴别诊断有很大帮助。例如，如果患者自觉早晨起床后颈部疼

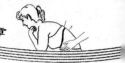

痛,活动后减轻,同时伴有腰部疼痛者,即可初步确定为骨质增生改变所致;如果患者自述颈部有不适感或酸痛,可能是颈椎间盘发生了退变;如果患者的一侧上肢麻木或由疼痛开始发病,往往为钩椎关节不稳或骨质增生;如果患者发生了猝倒,多为椎动脉2段或3段受压或受刺激所致。

(2)体格检查:医生开展的第二步程序就是体格检查。包括局部是否有压痛点、颈椎活动范围及一些专门的颈椎试验检查。此外,为了定位诊断或鉴别诊断,医生还会对患者的感觉、运动、反射等神经系统方面进行检查。患者需要做相应的配合。

①感觉检查。主要通过感觉障碍的分界、程度及痛觉、温度觉、触觉、深感觉等检查,尤其是对手部和上肢感觉障碍分布区的确定,帮助确定受累颈椎椎节。

②运动检查。主要进行肌张力、肌力、步态等检查,目的在于判断是否存在运动神经损伤。

③反射检查。一般包括肱二头肌、肱三头肌、肱桡肌反射等深、浅反射和霍夫曼征等病理反射,对脊髓型颈椎病的诊断或鉴别诊断帮助较大。

(3)辅助检查:包括常规辅助检查和特殊辅助检查。

①常规辅助检查。主要为X线检查,可拍摄颈椎正位、侧位、斜位片和动力性(过屈、过伸)侧位片。

②特殊辅助检查。有断层摄影(或称体层摄影)、脊髓造影、椎动脉造影、CT、磁共振成像(MRI)等。

(4)鉴别诊断:主要是在上述程序后,对可能的诊断进行筛除和确认。

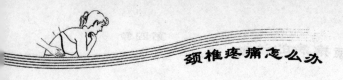

(5)临床分型:根据病理变化或临床特点,可以将颈椎病分为颈型、神经根型、脊髓型、椎动脉型、食管压迫型、交感型和混合型。

问:颈椎病易被误诊误治吗?

答:有很多年轻人平日里常觉头晕、眼花、耳鸣、手麻,加上自身比较瘦弱,便自认为是身体虚弱造成的,于是购买了大量补品、保健品。但是吃下去之后,并未见什么疗效。后来,又去医院治疗,中药、西药吃了一大堆,还是没有明显效果。在万般无奈的时候,他们通常会想到中医推拿。由于其临床表现与颈椎病相似,经 X 线摄片证实诊断也是正确的,通过针灸推拿治疗,症状减轻或消失。

专家指出,像这样的病症是非常容易被误诊的。颈椎病是以颈椎间盘慢性退变为主的病变。由于颈椎间盘的退变,导致颈部关节失稳而引起颈椎骨、关节和颈部软组织一系列的病理变化,从而刺激压迫脊神经根、脊髓、交感神经、椎动脉和周围的软组织,出现颈臂麻木、疼痛、头晕、头痛、心悸,甚至大小便失禁等相应的临床症状。而这些症状又极易与脑供血不足、内分泌失调、耳源性眩晕等疾病相混淆。这是因为颈椎病的几个特点容易使人们产生错觉:一是颈部症状轻,颈部以外症状重,患者往往想不到自己有颈椎病;二是病变范围广,常会涉及四肢、头部、躯干、内脏。遇到这类患者,医生只要想到有颈椎病的可能,做一个颈部 X 线片或颈部 CT 检查便可确诊

第四章

颈椎病的诊断

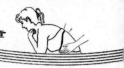

或排除。

专家还表示,颈椎病一旦确诊,有很多治疗方法可选择,但不外乎手术治疗与非手术治疗两大类。绝大多数患者都可通过非手术治疗解除病痛。而在各类非手术治疗中,推拿治疗是最有效的方法,被公认为是治疗颈椎病之首选疗法,特别是对颈型、神经根型、椎动脉型颈椎病有较好的疗效。针灸推拿疗法可疏通经络、活血化瘀,还能纠正紊乱的颈椎小关节,使局部经络通畅,诸症自然消失。但推拿手法应轻柔和缓,切不可粗暴猛烈,尤其是在进行颈部旋转扳法时,不能超越生理范围,以免因方法不当引起医源性损伤而加重病情。这一点不仅医生要高度重视,患者在求医时也要谨慎选择医生。

问:颈椎间盘突出症的诊断标准有哪些?

答:颈椎间盘突出症的诊断手段主要借助X线、脊髓造影等方法,必要时可做CT、磁共振等影像学检查。

X线片上一般可见颈椎生理前凸减小或消失,动力性侧位片可显示椎节梯形变,以第三、第四颈椎椎节最为多见,上、下椎体超过2毫米者具有临床意义;椎节前、后位移伴有椎节前方狭窄、后方增宽者更具有诊断意义。

CT、磁共振等影像学检查可直接获得清晰的影像,以提高诊断的准确率,其中脊髓造影加CT检查对诊断侧方型颈椎间盘突出症的价值大于磁共振成像检查(图4-2)。

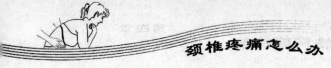

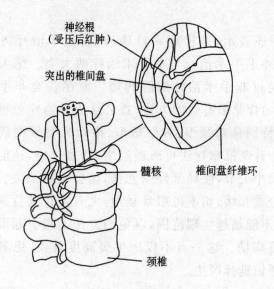

图 4-2 神经根受压

问:食管型颈椎病的诊断标准有哪些?

答: 食管型颈椎病是颈椎病变影响到食管的吞咽功能后而产生的一系列症状。食管型颈椎病在临床上比较少见,主要症状是吞咽困难,早期惧怕吞咽比较干燥的食物。颈前屈时症状较轻,仰伸时加重。X线检查及钡剂检查显示颈椎前方有骨赘形成,并压迫食管引起痉挛与狭窄症。医生在询问病史、查看 X 线的结果后,排除食管癌、贲门痉挛、胃十二指肠溃疡等疾病后,就可以对食管型颈椎病做出诊断。

第四章 颈椎病的诊断

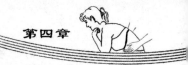

问：颈椎不稳症的诊断标准有哪些？

答：由于颈椎不稳常存在神经系统损害的症状，且与其他颈椎疾病同时存在，即颈椎不稳常是颈椎疾病病理过程的一个重要阶段，其临床症状较为复杂且多无特殊性，物理检查往往难以发现颈椎的异常活动，因此通常需要借助 X 线等影像学检查确诊。

（1）X 线检查：尤其是颈椎动位片，不仅可以发现椎体间相对位移的异常增大和脊柱的异常活动，而且可对颈椎不稳的程度做出定量评定，因此 X 线检查是诊断颈椎不稳症的主要手段和依据。X 线诊断依据包括颈椎曲度变化、颈椎屈伸活动范围测量及椎体的位移。

①颈椎曲度变化。颈椎失稳者存在颈椎弧度变直、反曲等变化，有时可见双弧现象（图 4-3）。

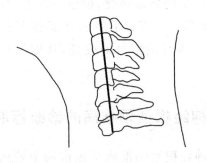

图 4-3 正常颈椎变直

②颈椎屈伸活动范围测量。分别于颈椎屈曲位及后伸位测量第二颈椎齿状突后缘及颈干椎体后缘连线所成的角度,两夹角之和即为颈椎屈伸活动范围。颈椎活动度的变化对反映颈椎退变较为敏感。颈椎病患者屈伸活动度的下降主要由于后伸幅度减小所致。该现象提示,椎间盘的退变不但使椎间盘高度和弹性降低,而且使颈椎伸展时椎间盘抗拉伸的弹性模量升高,髓核周围纤维环和前纵韧带硬化,弹性下降,最后导致颈椎后伸受限。颈椎活动度的降低还与椎体边缘和小关节骨质增生、关节间隙狭窄阻挡有关。

③椎体的位移。包括椎体角度的位移、椎体水平位移和椎体间旋转位移。

(2)CT 检查:动态 CT 是一种诊断寰枕关节、寰枢椎间及下位节段旋转不稳的方法,尤其可以测量旋转绝对角度。

(3)磁共振成像检查:磁共振成像检查可在慢性病患者中发现脊髓变扁、萎缩、受压及信号的改变。此外,还可用于诊断迟发性骨结构异常钙化,能够发现骨、软组织及椎体的改变,最重要的是能直接看到由于颈椎不稳引起的脊髓压迫及可能存在的脊髓信号的改变,从而为早期手术治疗提供依据。

问:神经根型颈椎病的诊断标准有哪些?

答: 神经根型颈椎病是颈椎病中发病率最高的一种,占颈椎病患者的 50% 以上。主要表现为与脊神经根分布区相一致的感觉、运动障碍及反射变化。比如,出现皮肤麻木或过敏症状,即皮肤敏感性增加;也会出现上身肢体肌

第四章 颈椎病的诊断

肉无力,手指伸屈不矫捷;或者上肢放射性疼痛或麻木。这种疼痛或麻木沿着受累神经根的走行和支配区放射,因此称为神经根型颈椎病。

神经根型颈椎病症状的产生有很多原因,其中主要是髓核的突出与脱出、椎体后缘骨赘形成、后纵韧带的局限性肥厚等。后方小关节的骨质增生、钩椎关节的骨刺形成,以及相邻 3 个关节的松动和移位刺激并压迫颈神经根也是引起症状和体征的重要因素。此外,根袖处蛛网膜粘连也同神经根型颈椎病的症状有关(图 4-4)。

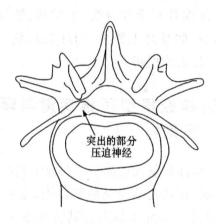

图 4-4 椎间盘后膨压迫脊神经

临床检查:患侧颈部肌肉紧张,棘突、棘突旁、肩胛骨内侧缘及受累神经根所支配的肌肉有压痛。椎间孔部位出现压痛并伴有上肢放射性疼痛或麻木,或者使原有症状加重。椎间孔挤压实验呈阳性,臂丛神经牵拉施压呈阳性。部分患者颈椎 X 线侧位片可显示患椎移位改变,正侧位或斜位

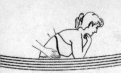

片显示椎体后缘及关节部骨质增生,或患椎移位出现解剖位置的改变。

总结为以下几点。

(1)具有较典型的神经根型症状,如麻木、疼痛,且范围与颈神经所支配的区域相一致。

(2)压颈试验或上肢牵拉试验呈阳性。

(3)X线片显示颈椎曲度改变、不稳或骨赘形成。

(4)痛点封闭无显效(诊断明确者可不做此试验)。

(5)临床表现与X线片的异常所见在节段上相一致。

(6)除外颈椎骨实质性改变(如结核、肿瘤),胸廓上口综合征,肩周炎,肱骨外上髁炎(网球肘),肱二头肌腱鞘炎等以上肢疼痛为主的疾病。

问:神经根型颈椎病需与哪些疾病相鉴别?

答: 神经根型颈椎病需要与以下几种疾病相鉴别。

(1)风湿病:包括关节炎及肌筋膜炎,这些都有颈肩痛、颈部活动受限及手部麻木现象。其主要鉴别点是:有除颈肩上肢以外的多发部位疼痛史;没有放射性疼痛;没有反射改变;麻木区并不按照脊神经节段分布;应用封闭疗法做痛点注射和服用抗风湿药后,其症状能明显好转。

(2)胸廓出口综合征:这是颈部软组织受伤后上肢疼痛的常见原因。症状的出现可以因为先天的因素如颈肋,发育的因素如脊柱侧弯,或是后天的因素如肌肉无力、肩部下垂及颈部软组织外伤等原因。而外伤因素占发病率的

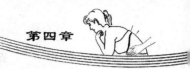

第四章 颈椎病的诊断

33%,而且症状常出现在受伤后数周、数月甚至一年以后。臂丛神经有3处容易受到压迫而出现症状,即前、中斜角肌间隙,肋骨、锁骨间隙和胸小肌、肋骨间隙。前斜角肌痉挛使得斜角肌间隙变小或第一肋升高使得肋锁间隙变小是常见原因。其症状是上臂麻木并向手部放射。临床检查:锁骨上窝有压痛,Adson 试验阳性,上肢过度外展试验阳性和双肩向后位时,桡动脉的搏动减弱。肌电检查可发现尺神经运动传导迅速减慢。如碰到这种患者,有必要拍胸颈外的 X 线正位片,它可以发现患者有无第七颈椎横突过长或颈肋。

(3)锁骨上肿物:因为肺尖部原发肿瘤或转移瘤,锁骨上淋巴结有增生或浸润造成对臂丛神经的压迫而产生疼痛、感觉障碍及肌肉萎缩等症状。其主要鉴别点是:锁骨上可触及肿物;肿物活体组织检查可以明确诊断。

(4)进行性肌萎缩:这是一种原因不明的慢性脊髓前角细胞的病变,见于颈脊髓,发展比较缓慢。临床表现为双上肢出现萎缩,并由远端开始向近端发展。常见有肌纤维震颤,肌反射减弱或消失,下肢萎缩为晚期症状。其鉴别要点是:无感觉障碍;无颈脊神经根刺激症状;感觉神经传导速度正常。

(5)心绞痛:颈椎病刺激颈,神经根可有左上尺侧疼痛,同时有胸痛者应与心绞痛鉴别,前者在胸大肌压痛点进行封闭之后症状减轻,而后者无肌肉的压痛。心绞痛发作时有胸闷气短的感觉,而心电图有明显改变,服用硝酸甘油类药物可以缓解症状。

问：颈型颈椎病的诊断标准有哪些？

答： 颈型颈椎病是颈椎病中比较常见的一种，它以颈部的症状为主，主要表现为颈部疼痛和活动受限，少数患者也可以出现肩臂疼痛或麻木，症状经常在晨起、过度劳累、坐姿或睡眠姿势不正确和感受风寒后加剧或复发。颈型颈椎病的发病是由于颈椎退变，引起颈椎间隙松动和不稳，颈椎局部的内外力平衡失调后肌肉紧张，压迫刺激局部的神经末梢后，出现了相应的颈椎症状。颈型颈椎病通常见于颈椎退变的早期，以青壮年为多。

一般而言，颈型颈椎病患者的颈、肩及枕部疼痛等感觉异常，伴有相应的压痛点；X线片上显示颈椎曲度改变或椎体间关节不稳与松动。在排除颈部扭伤、肩周炎、风湿性肌纤维组织炎、神经衰弱及其他非因颈椎间盘退变所致的颈、肩部疼痛后，确诊为颈型颈椎病。

总结为以下几点。

（1）主诉为头、颈、肩、臂疼痛等异常感觉，并伴有相应的压痛点。

（2）X线片显示颈椎生理弧度改变，或椎间关节不稳，具有"双边""双突""切凹""增生"等特点。

（3）除外颈部扭伤（落枕）、肩周炎、风湿性肌纤维组织炎、神经衰弱及其他因椎间盘退行性改变所致的肩颈部疼痛。

第四章 颈椎病的诊断

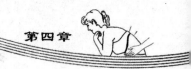

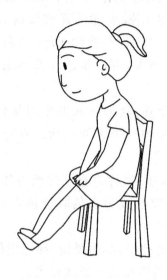

问:颈动脉型颈椎病需与哪些疾病相鉴别?

答: 颈型颈动脉病需与以下几种疾病相鉴别。

(1)内听动脉栓塞:突然发生耳鸣、耳聋及眩晕。症状比较严重且呈持续性。

(2)梅尼埃病:这是一种起源于中耳的自主神经功能失调,其原因不明,以交感神经过度兴奋为特征。其症状是头痛、眩晕、恶心、呕吐、耳鸣、耳聋、眼震、脉搏变慢及血压下降等。它因为大脑皮质功能失调、过度疲劳、睡眠不足、情绪激动而引起,不因颈部活动诱发。

(3)位置性眩晕:因为头部或身体倾倒于某一位置时就

会出现眩晕症状。眩晕发作时产生眼球震颤。而改变头的位置,眩晕就停止。做头部位置试验时,在引起眩晕的同时,有短暂的水平震颤,并持续10~20秒钟。于短时间内连续做多次反复检查,可逐步适应而不出现眩晕和眼球震颤。

(4)多发性硬化症:这种疾病发生时年龄较小,病史较长,往往遗有永久性神经损害的症状。有时脑脊液胶体金曲线异常且球蛋白升高。

(5)位置性低血压:又称为直立性低血压或体位性脑贫血。在患者从卧位突然改为立位时会诱发眩晕,而颈部活动无影响。

(6)小脑-脑桥角肿瘤:起病缓慢,神经损伤持久,变热试验及听力试验显示前庭功能减退或丧失。

(7)小脑肿瘤:早期有共济失调、辨据不良、协同失调等症状,都无长束受累体征。

问:椎动脉型颈椎病的诊断标准有哪些?

答:椎动脉型颈椎病的诊断标准是有待于进一步深入研究的问题。目前参考的诊断标准如下。

(1)有以眩晕为主的椎-基底动脉缺血症和(或)曾有猝倒发作。

(2)旋颈试验呈阳性。

(3)X线片显示椎间关节失稳或钩椎关节骨质增生。

(4)伴有不同程度的交感神经症状。

(5)除外耳源性或眼源性眩晕等其他眩晕。

颈椎病的诊断

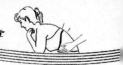

(6)除外椎动脉1段(进入颈、横突孔以前的椎动脉段)和椎动脉2段(出颈椎进入颅内以前的椎动脉段)受压所引起的椎-基底动脉供血不足。

(7)除外神经症、颅内肿瘤等其他疾病。

(8)椎动脉血流图及脑电图仅具有参考价值,确诊需借助椎动脉造影或数字减影椎动脉造影(DSA)结果(尤其是施行手术之前)。椎动脉造影主要的征象为椎动脉狭窄,即病变节段椎动脉丧失原来形态,较相邻节段细,并可有移位;或是受压部位弯曲、迂回或阻塞。椎动脉造影对手术定位和手术方式的选择有益。若采用数字减影椎动脉造影,则可获得更为满意的椎动脉影像。

此外,椎动脉超声检查也是一项重要的影像学检查手段。

问:脊髓型颈椎病的诊断标准有哪些?

答: 脊髓型颈椎病是颈椎病中最严重的一种,占颈椎病的10%~15%,该病以损害脊髓为主要表现,病程多为慢性且病情复杂,一旦延误诊治,常发展成为不可逆性神经损害,病情严重者下肢先出现病理征、踝阵挛阳性及上身肢体病理征,如果患者出现夜间下肢不自主抽搐就要引起重视了。

需要特别指明的是,脊髓型颈椎病患者多有椎管狭窄,加之前后方的压迫因素而容易发病。突出的椎间盘、骨赘、后纵韧带及黄韧带造成了椎管的继发性狭窄,若合并椎节不稳,更增加了对脊髓的刺激或压迫。

患者自觉胸、腰部束带感,感觉改变平面和病变水平往往不相符合。有的时候左、右两侧感觉障碍的平面和程度不相符合,有的时候感觉障碍平面呈多节段性分布,严重的患者可能存在括约肌功能障碍。到医院拍颈椎X线片,会发现颈椎生理曲度变直或向后成角或椎体后移,颈椎骨质增生或椎体后缘有明显的骨质增生突向椎管内,椎间隙狭窄,椎间孔缩小。

总结为以下几点。

(1)临床上有脊髓受压表现,分为中央及周围两型。中央型症状从上肢开始,周围型症状先从下肢开始,又分为轻、中、重3度。

(2)X线片上显示椎体后缘多有骨质增生,椎管矢状径出现狭窄。

(3)除外肌萎缩脊髓侧索硬化症、脊髓肿瘤、脊髓损伤、继发性粘连性蛛网膜炎、多发性末梢神经炎。

(4)个别鉴别困难者,可做脊髓造影检查。

(5)有条件者可做CT扫描检查。

问:脊髓型颈椎病需与哪些疾病相鉴别?

答: 脊髓型颈椎病需要与以下几种疾病相鉴别。

(1)脊髓肿瘤:X线平片显示椎间孔增大、椎体或椎弓破坏;脊髓碘油造影,梗阻部位造影呈倒杯状,脊椎穿刺奎肯施泰特试验阴性;在完全梗阻病例,脑脊液呈黄色,易凝固,蛋白含量增高。

(2)后纵韧带骨化症:因为后纵韧带的骨化使椎管狭

第四章 颈椎病的诊断

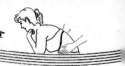

窄,影响脊髓血液循环。严重者可以压迫脊髓引起瘫痪。脊髓造影和CT及磁共振对其诊断有很大的帮助。

(3)枕骨大孔区肿瘤:其症状是枕后痛,同侧上肢痉挛性麻痹,并发展到下肢、同侧下肢和对侧上肢。手和前臂肌肉有萎缩现象。有时可出现感觉改变。其特点是:脊髓造影,梗阻的位置较高,碘油难以到达颅腔;可出现颅凹脑神经的症状;晚期可引起脑压升高,有眼底水肿、脑膜刺激征。

(4)脊髓粘连性蛛网膜炎:其表现为脊神经感觉根(前根)和运动根(后根)的神经症状,或有脊髓的传导束症状。奎肯施泰特试验有不全梗阻或完全梗阻。细胞数及蛋白的增加无一定数值。其特点是:脊髓造影时,碘油通过蛛网膜下腔时困难,呈蜡泪状变化。

(5)硬化症:这是一种亚急性或慢性进行性脊髓病。病变部位在脊髓后索及侧索,以下颈段、上胸段为多。多见于中年患者。有深浅感觉障碍及痉挛性瘫痪。其特点是有胃酸缺乏或贫血。奎肯施泰特试验通畅。脊髓碘油造影无梗阻。

(6)脊髓空洞症:好发于颈胸段,有感觉障碍,有时感到臂部疼痛。其特点是发生于年轻人,多为20～30岁。痛觉与其他深浅感觉分离。以温度觉减退或消失为明显。

(7)原发性侧索硬化症:这是一种原因不明的神经系统疾病,当侵犯皮质脊髓运动束时,表现为双侧锥体束损伤,肌张力增高,浅反射消失,肌肉萎缩。其特点是无感觉障碍;奎肯施泰特试验通畅;脊髓造影无阻塞现象。

(8)肌萎缩性侧索硬化症:这是一种原因不明的脑干运

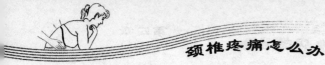

动核、皮质脊髓束和脊髓前角细胞损害的疾病。发病缓慢，好发于中年人的颈膨大部。其症状特点是上肢肌肉萎缩性瘫痪，小肌肉明显，手呈鹰爪形；下肢痉挛性瘫痪，腱反射活跃或亢进；病变发展到脑干时，可发生延髓麻痹而死亡。其鉴别点是：无感觉障碍；脊髓造影，无梗阻现象。

问：交感型颈椎病的诊断标准有哪些？

答：颈部交感神经节发出的节后纤维，分布于头面部、颈部、上胸部的皮肤汗腺、咽喉黏膜、瞳孔括约肌、眼睑平滑肌、上肢血管、颈内动脉、椎动脉及心脏等。颈椎间盘突出、骨质增生、外伤等各种原因造成颈段硬膜、韧带、小关节、神经根、椎动脉等组织受压迫或刺激时，可因分布在这些组织上的交感神经末梢和窦椎神经反射而引起一系列交感反射征象。

交感型颈椎病的症状较多，不易确诊，而且容易误诊。患者到医院就诊后，医生会通过询问病史，观察患者是否并发交感神经反应和其他类型颈椎病症状，结合患者 X 线片检查颈椎退行性改变的结果，在排除冠心病、眼科疾病、脑血管疾病及其他可以引起交感神经反应的疾病后，才可以诊断为交感型颈椎病。

总结为以下几点：

（1）临床表现为头晕、眼花、耳鸣、手麻、心动过速、心前区疼痛等一系列交感神经症状，X 线片有失稳或退变，椎动脉造影阴性。

（2）同时合并有神经根型或脊髓型颈椎病的临床表现。

第四章 颈椎病的诊断

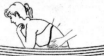

（3）对于诊断有困难的病例，可试做普罗卡因颈椎硬膜外封闭或星状神经节封闭。亦可注射高张盐水而诱发症状或者使原来的症状加重。

问：交感型颈椎病需与哪些疾病相鉴别？

答：交感型颈椎病需要与以下几种疾病相鉴别。

（1）冠状动脉供血不全：其症状是心前区疼痛剧烈，伴有胸闷气短，只有一侧或两侧上肢尺侧的反射疼痛而无上肢颈脊神经根刺激症状。心电图有异常改变。服用硝酸甘油类药物时，症状可以减轻。

（2）神经官能症：没有颈椎病的X线改变，无神经根和脊髓压迫症状，应用药物治疗有一定效果。但需长期观察，反复检查，以鉴别诊断。

（3）偏头痛：偏头痛发作的时候出现剧烈的头痛，疼痛通常在颞、额、眼眶等处，并可伴有恶心、呕吐、眩晕、汗出、腹痛等症状，和交感型颈椎病有相似的症状，但偏头痛发作前经常有先兆的视觉障碍，如出现暗点、眼冒金星等，一些患者甚至失语、感觉异常，先兆短的几分钟，长的半小时。偏头痛常有家族史，部分女患者在月经前后发病。偏头痛检查的时候无颈部压痛，颈椎X线片一般无颈椎病体征。交感型颈椎病患者经常可以被检查出颈肌紧张，X线片显示退行性病变。

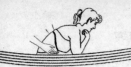

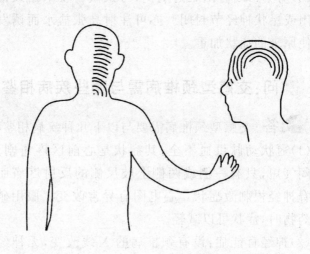

问：颈椎病的试验检查有哪些？

答： 检查颈椎，医生除了做 X 线片或磁共振等检查以外，还会对颈部做一系列如伸颈试验、屈颈试验等特殊检查。

（1）屈颈试验：①患者采用坐姿。②检查者令患者头颈做最大限度前屈。③在 2 分钟内出现肩臂或下肢麻木、胀痛，或出现沿脊柱向下肢放电感、火烧感均为阳性。

出现以上症状提示可能为椎间盘突出或椎体后缘骨刺，或后纵韧带骨化而压迫脊髓。

（2）伸颈试验：①患者采用坐姿。②检查者令患者头颈尽量后伸。若出现上肢或下肢麻木、胀痛、发热等不适感为阳性。

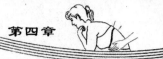

第四章
颈椎病的诊断

出现以上症状提示为颈椎过度后伸时,因椎体后缘骨质增生,椎间孔更为狭窄,即出现上肢症状;若黄韧带肥厚、折叠或小关节脱位,脊髓受压则出现下肢症状。

(3)压顶试验:①患者取坐姿。②头颈屈向患侧或后伸,检查者按压患者头顶,持续片刻。若出现上肢或下肢放射性麻木、疼痛、酸胀或发热等不适感即为阳性。

出现以上症状提示当椎间孔进一步缩小,颈神经根受压,或因颈椎之椎管径线变小而压迫脊髓,即表示椎间孔(颈神经根出口)狭窄或椎管(脊髓通路)狭窄。

(4)提拉试验:①检查者用一手托住患者下颌。②再用另一手扶持患者枕部,将头颈持续向上提拉牵引1~2分钟。

患者若感到颈部轻松,原有的上肢麻木胀痛减轻或消失,则有助于确定神经根型颈椎病的诊断。

(5)臂丛神经牵拉试验:①令患者坐好。②检查者用一手先扶住患者头部侧方。③然后用另一手握其同侧手腕,两手往相反方向牵拉,若上肢出现麻木、疼痛为阳性。

出现以上症状多为神经根型颈椎病患者,为臂丛神经根部受到进一步压迫、刺激所致。

(6)阿迪森试验:①患者端坐。②检查者用一手先扶住患者头部侧方。③用另一只手握患者同侧手腕,拇指按抚其桡动脉。④使患者手臂伸直逐渐过度外展。如患者桡动脉搏动减弱或消失即为阳性。

出现以上症状提示:①颈椎病合并前斜角肌痉挛,压迫锁骨下动脉,当上臂过度外展时,动脉受压加重。②颈肋或第七颈椎横突肥大,压迫锁骨下动脉。③外伤及其他原因造成胸廓出口狭窄,使臂丛神经与锁骨下动脉受压迫。

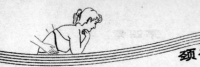

(7)摄像检查:①X线摄片,可观察颈椎生理曲度的变化,各椎体的排列结构、骨质的变化、骨发育状况。②CT,可详细观察颈椎间盘突出;椎体和小关节骨质增生;后纵韧带和黄韧带肥厚钙化、骨化;颈椎脱位等情况。③磁共振成像(MRI),能从轴面、矢状面、冠状面上显示脊髓、蛛网膜下腔、硬膜外间隙与脊柱的关系。

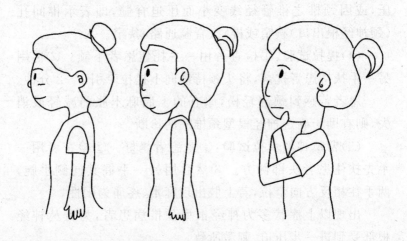

问:颈椎病的颈部触诊检查有哪些?

答:颈椎及颈肩部组织的检查是对临床患者一项最基本的检查方法,熟练地掌握此方法有助于对颈椎病的判断和治疗。检查时让患者取坐位,放松颈肩部肌肉,检查者站在患者后面,一手托扶患者下颌,另一手拇指指腹面自上而下轻轻平按各个棘突,向左右小范围内按压触诊,检查

第四章 颈椎病的诊断

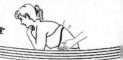

各个棘突的位置和软组织情况。要注意颈肩部有无肌张力增高或肌肉痉挛,肌肉或筋膜有没有纤维条索。当患椎向一侧旋转移位时,有时可摸到较硬的条状软组织,急性期局部肿胀,压痛明显,肩胛骨内上缘肩胛提肌腱膜常因劳损而局部粗糙变硬压痛。着重检查斜方肌、肩胛提肌、头夹肌、头半棘肌、回旋肌、胸锁乳突肌、斜方肌等,注意有无痉挛、肿胀、纤维变性和萎缩等。

压痛点的部位与颈部的解剖定位关系密切,尤其是病变的早期,棘突间的压痛位置一般均与受累椎节相一致。但对于后期病例,由于椎间关节周围韧带已硬化或骨化,以及骨赘的形成,压痛点反而不明显。颈椎旁压痛沿棘突两侧由上而下、由内及外按顺序进行检查有无压痛。常见压痛点以下颈椎横突、肩胛骨内侧及第一、第二颈椎旁为主,基本沿斜方肌走行。

问:颈椎活动度的检查有哪些?

答: 颈椎活动度检查时要固定双肩,使躯干不参与。正常颈椎前屈时颈部可触及胸骨柄。后伸时双眼直视上空,鼻尖及额部在同一水平,颈胸椎部皮肤皱襞与枕骨结节部分接近。旋转时可使下颌碰肩看到侧方。侧屈时能使耳接近肩部。

颈寰枕关节及寰枢关节最重要,如有病变或固定时可使颈部的旋转及伸屈功能丧失掉50%左右。除寰枢椎病变之外,颈椎结核可使屈伸及侧屈均受限制,椎间盘脱出症则一般向患侧屈及后伸受限。颈椎病患者在颈部旋转活动

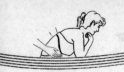

时,寰椎两侧横突活动度可以不对称,旋转屈伸颈部时有摩擦感或摩擦音,颈椎各项活动范围减小等。

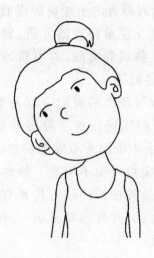

问:如何选择颈椎病的影像学检查?

答: 颈椎病的颈椎影像学诊断包括颈椎 X 线片、颈椎 MRI 和颈椎 CT。临床中不同类型颈椎病应选择不同的影像学诊断。

(1)交感型颈椎病:首选颈椎 X 线片,常规拍摄颈椎张口位、侧位、功能位。备选颈椎 MRI、颈段 MRA。

(2)椎动脉型颈椎病:首选颈椎 X 线片,常规拍摄颈椎张口位、侧位、功能位。备选颈段 MRA。

(3)神经根型颈椎病:首选颈椎 X 线片,常规拍摄颈椎

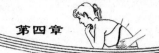

第四章 颈椎病的诊断

正位、侧位、斜位。如临床诊断为颈椎间盘突出,应选择颈椎 MRI。

(4)脊髓型颈椎病:首选颈椎 MRI、颈段 MRA,备选颈椎功能位 X 线片。

此外,不同的人群在颈椎病的影像选择上也是有差别的。老年人推荐颈椎 X 线片,常规拍摄颈椎正位、侧位、功能位片;70 岁以上脊髓型颈椎病患者应慎重选择颈椎 MRI;儿童及青少年推荐拍摄颈椎 X 线片,常规检查颈椎张口位、侧位,备选颈椎 CT,寰枢椎节段三维重建,必要时选颈椎 MRI、颈段 MRA。

问:颈椎病的 X 线检查及其表现有哪些?

答:颈椎病患者通过 X 线片能看到椎体、附件、小关节是否存在增生、肥大,关节面和椎体边缘是否存在硬化增生、骨赘,能观察颈椎曲度、椎管和椎间隙大小。拍摄 X 线片的时候,不同体位的 X 线片有着不同的诊断意义。

(1)颈椎侧位 X 线片:侧位是拍摄 X 线片的首选位置,能观察颈椎曲度、前后椎体缘骨赘、椎间隙、椎间盘、椎体脱位、椎体融合、棘突畸形、椎管前后径。

①曲度的改变。颈椎变直、生理前突消失或反弯曲。

②异常活动度及半脱位。在颈椎侧位及过伸、过屈侧位 X 线片中,可以见到椎间盘有移位改变。椎间盘变性以后,椎体间的稳定性下降,在动力性侧位片上,可表现为颈椎前屈时上一椎体的前下缘超过下一椎体的前上缘,后伸时则相反。临床上将这一现象称为"梯形变"或"假性半脱

位"。

③骨赘。椎体前后接近椎间盘的部位均可产生骨赘及韧带钙化。

④椎间隙变窄。椎间盘可因髓核突出、椎间盘含水量减少发生纤维变性而变薄,表现在X线片上为椎间隙变窄。

⑤椎间孔变小。为钩椎关节增生突入造成。

⑥项韧带钙化。项韧带钙化是颈椎病的典型病变之一,常与有病变的椎体椎间盘相对应。

⑦椎管狭窄。通过X线片对椎体矢状径和椎管矢状径的测量,可以判定骨性椎管是否狭窄。因个体差异,一般采用比值法进行判定。比值法公式:椎管比值=颈椎椎管矢状径(毫米)/颈椎椎体矢状径(毫米),正常值大于0.75,若小于0.75为椎管狭窄。

(2)颈椎正位X线片:能观察钩椎关节有无增生及椎间隙有无增宽或变窄,可观察双侧椎板宽度是否对称,棘突位置是否有偏歪或其他异常;在颈1～2开口位,可清晰地观察枢椎齿状突的形态,齿状突和侧方关节的间距,以及侧方关节的关节间隙是否有倾斜或其他异常改变,还有第七颈椎横突有无过长、有无颈肋等。

(3)左右斜位X线片:能观察椎间孔是否缩小及其缩小的原因。

(4)功能位X线片:如果必需可拍摄颈椎过屈、过伸、左右斜位X线片等,动态观察不同位置是否有骨质增生和各部位是否发生畸形。

第四章

颈椎病的诊断

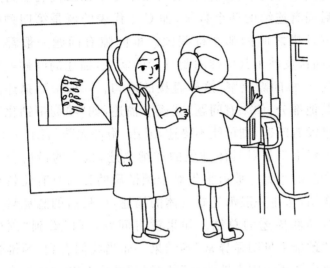

问：如何看懂 X 线检查报告单？

答：颈椎 X 线的报告通常描述顺序是这样的。首先描述生理曲度，正常人的颈椎有一个略微向前的生理曲度，如果这个生理曲度正常，报告中就描述为"颈椎生理曲度正常"，有的时候看到报告上描述为"颈椎生理曲度变直""颈椎排列不齐""颈椎生理曲度消失"等语句的时候，就是不正常了。再就是骨质情况的描写，如果描述为"颈椎骨质疏松""$C_4 \sim C_6$ 椎体后缘骨质增生"等就是有问题，反之就是正常的。需要注意的是，颈椎 X 线报告中经常可以看到大写的英文字母 C，它是颈椎英文的缩写。如果描述颈椎，C_4 颈椎代表的就是第四颈椎，"$C_4 \sim C_6$ 椎体后缘骨质增生"代

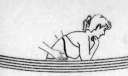

表的是第四至第六颈椎都有骨质增生。如果代表椎间隙，C的后面有连续的两个数字，如 $C_{4,5}$ 代表的就是第四颈椎和第五颈椎之间的那个椎间隙。椎间隙有问题一般都是狭窄，间接反映了其中椎间盘可能的病变，描述的时候就用类似"$C_{4,5}$ 椎间隙狭窄"这样直接的语句。一般最后描述韧带及其他部分，如果有问题，就逐个描述，如"项韧带钙化"等，如果没有问题，则可能不描述，或用"附件无殊"表示一下。

以上都是对具体部位的详细描述，报告的最后会写出一个总的意见。放射报告对于颈椎病的诊断具有比较重要的作用，医生一般都是看具体的描述，而最后的意见只是一个对局部描述的总结。如果没有问题，可以看到"颈椎无殊""颈椎未见明显异常"等结果。而当我们看到"颈椎退行性改变""颈椎肥大性改变"甚至"颈椎病"的时候，就表示 X 线提示你的颈椎有问题了。

问：颈椎病的 CT 检查适应证有哪些？

答：常规 X 线片能显示颈椎序列和生理曲度异常、椎间隙变窄、骨质增生、后纵韧带钙化等，但不能直接显示脊髓和神经根受压的情况。CT 检查的优点是：能清楚显示颈椎横断面解剖结构，显示骨质增生、椎间盘突出和后纵韧带钙化与脊髓和神经根之间的关系，可显示椎管和椎间孔狭窄。

CT 检查对颈椎病的适应证主要有以下几个方面。

（1）颈椎间盘突出症：CT 能直接显示突出的髓核及其对硬膜囊和神经根压迫的程度。CT 是诊断颈椎椎管狭窄

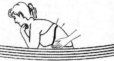

第四章 颈椎病的诊断

症及定位椎管狭窄较准确的方法,能测量椎管各径线及面积,观察椎管形态,了解其骨和软组织情况,显示椎管内受压迫的程度。明确骨折、脱位椎弓骨折及骨折片突入椎管或椎间孔在平片上易漏诊,而 CT 能明显提示,可准确测量病变对椎管及椎间孔的侵犯程度,还可准确显示寰椎的骨折。排除肿瘤和炎症,如 X 线片证实的病灶,CT 更能明确病变范围、椎体及附件情况,病变是否侵犯了椎管及椎间孔,有无椎旁肿块,病变是否为侵蚀性,病变是多血管还是无血管,组织有无坏死、钙化、囊性变等。

(2)观察先天性异常:CT 能观察骨质和软组织的结构,进一步明确脊椎先天性畸形的情况。

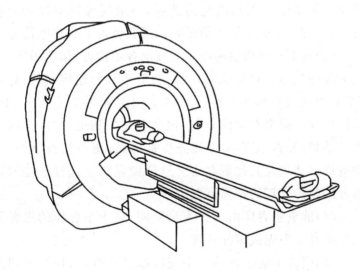

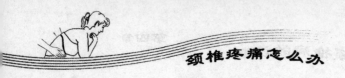

问：颈椎病患者在 CT 检查前的注意事项有哪些？

答：一般医院在检查预约的时候会给患者一份预约单，上面有做 CT 检查前的准备或注意事项，主要包括以下内容。

(1) CT 扫描时经常使用静脉注入碘造影剂增强，因此做增强扫描检查的患者检查前应禁食，并做碘过敏试验。

(2) 做腹部 CT 扫描前 3 日，患者应停服含原子量高的药物，扫描前不应做其他造影检查，如钡剂消化道造影等。因为肠腔内残留的造影剂可形成伪影，严重影响 CT 图像的质量。如果做了钡剂消化道造影，一定要等排空钡剂后再行 CT 检查，一般在检查前做腹部透视就可了解排空情况。

(3) 在 CT 扫描前还应完成其他各项检查，如肝胆胰 CT 扫描前应先行各项实验室检查、腹部平片和超声扫描；胸部 CT 扫描前应行胸部平片；脊柱 CT 扫描前，应行脊椎正、侧、斜位拍片。携带有关的资料，包括有关的病史、临床诊断或手术结果；X 线、CT 和磁共振检查结果；超声检查结果；实验室检查结果及其他资料等。这样做是为了选择最佳的扫描方式和最合理的扫描范围。

(4) 危重患者应由医护人员陪同，对于不合作的患者及儿童患者应事先做镇静处理。

(5) 因故不能按预约去检查或取消检查，请提早通知医生，以便另行安排。

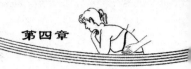

颈椎病的诊断

问：如何看懂颈椎CT片？

答： 以下为观察颈椎病CT检查片的步骤。

（1）了解它的检查方法：颈椎病CT检查方法包括普通扫描和脊髓造影CT扫描（CTM），两者相比，CTM对颈椎病的诊断更优越。扫描层面一般平行于椎体，与椎管垂直，椎体扫描层厚一般为3～5毫米，椎间盘区常采用1.5～2毫米薄层扫描，可得到颈椎及椎旁软组织的横断面解剖图像，也可以通过矢状重建技术获得矢状面图像。

（2）了解扫描范围和部位：颈椎病CT扫描的重点区域是第三至第七颈椎。一般CT片上都有定位像，每一幅横断面图像均可在定位像上找到对应标线。

（3）逐幅观察颈椎横断面扫描图像：由外向内先观察椎旁软组织是否正常，椎体骨质结构是否正常，有无骨质增生及增生的部位和程度，后纵韧带和黄韧带是否有增厚钙化，椎间盘是否突出，观察硬膜囊和神经根是否受压。椎体后缘骨赘压迫并占据椎管空间，造成椎管狭窄，椎管前后径小于11毫米即可诊断颈椎管骨性狭窄；钩椎关节和小关节骨赘造成椎间孔狭窄；横突孔骨质增生可压迫椎动脉；椎体前缘骨赘过长可导致食管受压。正常颈段椎管横断面形态为椭圆形，硬膜囊形态也为椭圆形，硬膜囊与椎管前壁、椎间孔等处大多都有脂肪间隙存在，椎间盘突出、骨质增生及韧带肥厚钙化等均可导致脂肪间隙变窄或消失，严重者会压迫硬膜囊，造成硬膜囊变形。颈神经根的走行方向为两侧向外，周围有脂肪组织衬托，在高质量CT扫描图像上能清

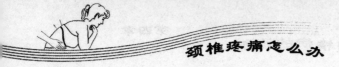

楚显示神经根受压的现象。脊髓造影 CT 扫描能直接观察脊髓受压变形和旋转征象。

(4)综合判断颈椎病累及范围、病变的性质和严重程度,并与临床症状相对照:CT 检查特别是 CTM 扫描为颈椎病的分型、解释临床症状和制订治疗方案提供了可靠的依据。缺点是常规检查椎体数目有限,而且只能得到横断面图像,其他方位的图像需采用薄层扫描和图像重建的方法,如果检查范围过大,患者则受到大剂量的 X 线照射,下颈椎由于受肩胛骨等影响,伪影较严重,图像质量较差,且不能显示髓内病变。

问:颈椎病和颈椎间盘突出两者肌电图有什么不同?

答:因为颈椎病和颈椎间盘突出后神经根都长期受到压迫而发生变性,失去了对支配肌肉的抑制作用。这样,由于失去神经支配的肌纤维受到体内少量乙酰胆碱的刺激,而产生自发性收缩。因此,在一侧或两侧上肢肌肉中出现纤颤电位,或出现少量束颤电位。小用力收缩时,多相电位正常,不出现巨大电位;大用力收缩时,呈完全干扰相,运动单位电位的平均电位正常,振幅为 1~2 毫伏。颈椎病因为椎间盘的变性,引起骨质增生,神经根损伤,肌肉也失去神经的支配。在病变的后期,当主动自力收缩时,可以出现波数减少和波幅降低。而颈椎间盘突出症往往为单个椎间盘突出,改变为一侧上肢失神经支配的肌肉范围呈明显的节段分布。

第四章 颈椎病的诊断

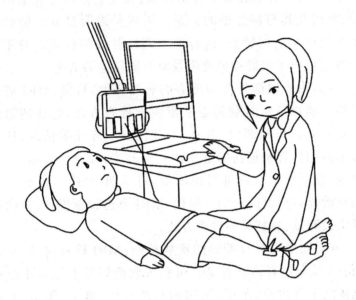

问：颈椎病磁共振检查的适应证有哪些？

答：颈椎病磁共振检查的适应证有以下几点。

（1）颈椎间盘突出症：目前，MRI成像技术是对椎间盘病变进行检查的最有效的方法。因为MRI成像对组织密度的分辨率高，无须做其他创伤性检查，即能分辨正常纤维环与髓核，并显示椎间盘突出的方向与程度，了解椎间盘有无变性。在这方面其优于CT。

（2）观察颈椎后纵韧带钙化症：MRI成像可以直接显示骨刺及后纵韧带钙化的脊髓压迫情况，且显示颈胸段移行部位的脊髓压迫更明显。

(3)排除脊髓肿瘤及脊椎肿瘤：首先它能明确肿瘤的部位、范围及其与神经轴的关系。再者是能明显显示肿瘤的形态与组织结构特点，而有助于判断肿瘤的性质。对于脊椎肿瘤可以了解肿瘤的范围及对脊髓压迫的情况。

(4)明确颈椎外伤和感染的病变程度：目前，MRI成像是唯一能够显示脊髓形态的影像学检查方法，它能清楚地显示脊髓损伤的部位、出血、水肿、变性、坏死等情况，还能显示陈旧性脊髓损伤的继发性病理改变，如脊髓萎缩、空洞形成、胶质增生及纤维组织增生，对早期诊断、判断预后及指导治疗有很大的帮助。同样，MRI也是诊断椎体、椎间隙感染最有效、最特异的检查方法。

(5)明确先天性畸形的疾病诊断：MRI检查对Arnold-Chiari畸形很有诊断意义。可在矢状面图像上显示小脑扁桃体的下降状态、范围，第四脑室的位置，脑干、颈髓、上颈椎管连接和枕骨大孔的关系，可以判断Arnold-Chiari畸形的类型及范围。对脊髓空洞症的诊断，MRI成像无须进行侵袭性的检查，即可清楚显示病变的范围。对脊椎椎管融合异常，MRI检查可清楚显示脊髓的状态，脂肪瘤的范围及脊椎与皮下组织、皮肤等周围组织的关系。

(6)排除动静脉的畸形：MRI成像对髓内型动静脉畸形的诊断有相当的价值，比血管造影及CT效果更佳。置入物也易滑出。这主要是由于局部创伤性反应较大，椎间关节韧带松弛，尤以大重量牵引者，椎间关节韧带松弛，以致术后颈部稍许后仰，置入物即有向外滑出之可能。

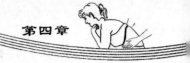

第四章

颈椎病的诊断

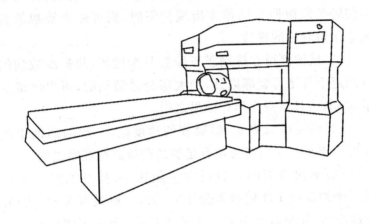

问：颈椎病碘油造影的临床意义有哪些？

答：颈椎病碘油造影的临床意义有以下几点。

(1)颈椎病的碘油脊髓造影，正位片所见以平段显影或在平段的基础上发展呈L形及凹形，最后呈梯形。因为平段的基础是椎体后方的混合突出物引起，所以平段的影像与椎间盘的平面大致相符合。在侧位片上可见椎间盘等混合突出物对脊髓不同程度的压迫现象。骨性突出物与碘油之间有一定的距离，此距离比硬膜厚度大几倍，表示其间夹有软组织。前路手术后在短期内可见临床症状有明显好转，但脊髓造影仍显示有梗阻现象，这种情况一般在2～6个月才消失。

(2)一般来说，椎间盘病变患者进行碘油造影时，因为梗阻物在硬膜的前方，于仰卧位和侧卧位时是通畅的，而俯

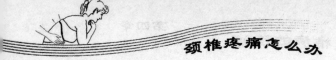

卧位有梗阻;如果压迫较重,仰卧位也会出现梗阻现象;如果侧卧位须做仰头动作才出现梗阻时,则可能为皱褶的黄韧带压迫脊髓的缘故。

(3)碘油停留在蛛网膜下腔数月至数年,除极少数病例可固定于马尾盲囊部以外,绝大部分是游动的,可以保留少量(3ml)为日后观察治疗效果之用。

(4)碘油可以吸收,但吸收的速度慢,一般的病例于注药后半年至一年后尚可留有足够的药液进行观察之用。

(5)碘油造影的不良反应一般很小,持续的时间也很短。个别反应于注射碘苯酯3～5天,一般只有头晕、低热、下腰发沉、尾椎部或下肢有下坠等反应;个别瘫痪较重的病例,于注射后,碘油可刺激脊髓而出现短暂时间的症状加重,1周之后,症状即可恢复。

(6)碘油的密度、黏稠度大,所以碘油造影对颈椎病的诊断价值也较大。有些患者脊髓有损害的征象而奎肯施泰特试验显示脊髓腔完全通畅,而碘油造影,特别是当患者处于俯卧位进行此检查时,却显示有部分梗阻,于手术以后得到较好的疗效。另外,有的患者以腰椎病入院检查时,在进行碘油脊髓造影后发现颈部椎间盘节段平面也有梗阻现象,因为当时没有颈脊髓压迫的症状,而未加处理。数月以后,个别的病例出现了上肢的病理反射。

碘油脊髓造影的正常可见:碘油除在胸椎$_1$～胸椎$_2$的节段水平游动有拐弯以外,或者直线通过颈段,或者呈散在点滴状通过颈段脊髓外、蛛网膜下腔,属于正常现象,表示没有压迫或梗阻。

第四章 颈椎病的诊断

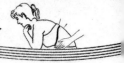

问：颈椎病的经颅多普勒检查及其注意事项有哪些？

答：血管内膜增厚、动脉粥样硬化，或者血管受压都可以引起血管狭窄或者闭塞，出现血流速度和方向改变。血管狭窄部位血流速度加快，狭窄和闭塞的远端血流速度下降。经颅多普勒超声应用多普勒效应原理测定动脉血管内的血流速度和血流方向，诊断血管是否狭窄或者闭塞，以及侧支循环建立程度，可以分别观察椎动脉的起始、椎管内及颅内段。

颈椎病的骨质增生或者椎间盘突出压迫神经根引起上肢无力和疼痛，压迫血管会引起血管远端的供血下降。椎动脉从第六颈椎进入横突孔，沿椎管两侧上行至第一颈椎出来进颅，行走在骨性的孔道之中，容易受到骨刺和软组织的压迫。另外，颈椎病多见于年龄较大的患者，椎动脉常常合并动脉硬化，血管的顺应性下降，当转颈、仰头或者低头时压迫和影响血流比较突出，容易引起脑供血不足。因此，颈椎病的经颅多普勒超声所见主要是椎动脉颅内段血流速度下降。因为探头固定困难，所以比较难监测转颈时椎动脉血流改变情况。大脑后动脉是基底动脉发出的终动脉，在颞窗比较容易探及，探头也容易固定，所以监测大脑后动脉血流，帮助观察颈部活动时颈椎病对椎动脉血流的影响，可以发现颈部活动时血流下降，通常仰头对血流影响较多。

在做经颅多普勒检查的时候，应关闭随身的通信工具如手机、手提电脑等，不能讲话和咳嗽。做经颅多普勒检查

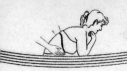

不需要空腹,但由于是检查血管的情况,应在检查前3天停服扩张血管药。有的患者因病情关系无法停药,应在检查前告诉检查医生,以便医生做出正确的诊断。

问:如何看懂经颅多普勒检查报告单?

答: 经颅多普勒检查的报告通常分为两个部分。一部分是所测血管的参数,有收缩期血流速度(Vs),舒张期血流速度(Vd),平均速度(Vm),动脉搏动指数(PI),收缩/舒张比值(SD),阻力指数(RI)等,并包括血流频谱图。另一部分是医生对所测结果的各种参数的综合分析与评价。在报告中,各血管的名称经常用英文字母表示,如MCA表示大脑中动脉,ACA表示大脑前动脉,PCA代表大脑后动脉,颈内动脉用ICA表示,BA表示基底动脉,VA代表椎动脉,左侧在前面加上"L",右侧用"R"表示。在报告的最后,医生一般有一个综合性的结论,如弹性减退、未见明显异常、脑动脉硬化或哪根动脉供血不足、痉挛等。作为普通的患者,我们只需要看最后的结论就可以了。

问:中医耳穴诊断颈椎病的方法有哪些?

答: 中医学认为颈椎病系肝肾亏虚、血瘀气滞、经络内气血运行受阻所致。耳穴诊断颈椎病主要是通过望诊,并根据耳穴压痛和触摸方法来诊断。

(1)颈椎穴呈结节状或珠状、条段状或高低不平的隆起,有症状时呈点状红晕或边缘有红色的色泽改变。

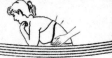

第四章 颈椎病的诊断

(2)部分患者呈片状增厚、边缘红晕,根据其反应部位可区别颈椎病的病变部位。

(3)通过触诊在颈椎穴可以触及结节状或珠状、条段状物,并有明显压痛,有时肾穴也有压痛。

(4)根据在颈椎穴触及条索的位置可推断骨质增生的位置。如在颈椎穴近耳轮平切迹处触及条索结节状物,多提示为颈$_3$、颈$_4$有骨质增生,而在颈椎近胸椎处触及条索状物,则多提示为颈$_5$、颈$_6$、颈$_7$有骨质增生。

(5)根型颈椎病以结节、压痛点为多见。

(6)椎动脉型颈椎病以潮红隆起或条索为主。

(7)脊髓型颈椎病以褐色质硬隆起为主。

(8)颈型颈椎病以气状增厚为特征。

第五章 颈椎病的治疗

第一节 颈椎病的西医疗法

问:颈椎病有哪些治疗原则?

答:颈椎病的症状虽然复杂,表现不一,但只要加以重视,及时到医院检查并坚持治疗,是能够恢复的。随着医疗科技手段的快速发展,疗效也越来越好。

目前,治疗颈椎病的方法主要可分为两大类:即非手术疗法和手术疗法。

对于大多数患者而言,非手术疗法是最佳的选择。通过非手术方法,既可获得较好的疗效,而且花费少、痛苦小。非手术治疗方法种类很多,古今中外都有很多好经验,这些方法大体可分为手法治疗、理疗和药物治疗。我国多采用中西医结合的各种方法治疗颈椎病,并已积累了很多成功的经验。

对于少数重症患者,特别是那些神经、血管、脊髓受压症状进行性加重,或者反复发作影响工作和生活者,则须选

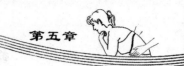

第五章 颈椎病的治疗

择手术治疗。如果诊断明确,手术适应证掌握恰当,手术时机适合,一般来说,手术的成功率是较高的。因此,即使选择手术治疗,也不必顾虑。

在选择治疗方法前,要做各方面的检查,不可乱求医、乱用药。

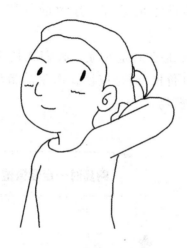

问:颈椎病患者如何正确选择药物?

答:有的人喜欢要求医生开些新药、贵药、进口药,他们以为新药是最现代的产品,是疗效好的药。但一般来说,临床上对新药和刚进口的药的实际临床效果和不良反应的观察时间不长,需要有一个临床评价的过程。其中一部分药可能会因疗效不佳或不良反应大而被淘汰。反而是一些传统老药,因为其使用的时间长,疗效和不良反应都

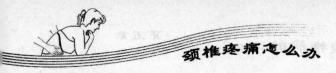

得到了最确切的认识,医生使用的时候可以更好地掌握它的特性,从而达到比较好的效果。所以,我们在用药的时候不能盲目迷信所谓新药。

　　有的患者认为,价格贵的药就是好药,就是对自己疾病治疗效果好的药,其实不然。药物的定价是由很多因素决定的,如原材料的稀缺程度、制作工艺的繁简、运输成本的多少、市场上的供需关系等。疗效的好坏并不是定价的标准。

　　使用药物最重要的是对症。我们在使用药物的时候,不应该太在意其价格,而是应该在医生的指导下,选择效果好、价格实惠的药物。

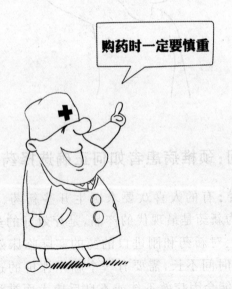

购药时一定要慎重

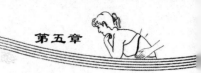

第五章 颈椎病的治疗

问：颈椎病常见的内服镇痛药有哪些？

答： 剧烈的疼痛不仅给患者带来难以忍受的痛苦,影响睡眠与休息,甚至可造成患者某些生理功能的紊乱,因而这类患者在进行确定性治疗之前,可先服用适当的镇痛药物。对于疼痛这一相对主观的症状,不少患者在疼痛初期都会选择忍耐。专家提醒,这样的做法对健康很有害。还有些患者关节、颈椎一旦疼痛就买镇痛药,这样比忍痛不治更危险,疼痛不宜盲目用药。药物的使用,原则上应当在经治医生指导下进行,但某些药物也可在家庭内应用,特别是具有卫生科普知识的患者,可以根据主治医生的意见选择某些安全度较大的药品自行掌握使用。

（1）非麻醉性镇痛药

①美洛昔康分散片为非甾体抗炎药,能抑制机体环氧酶的活动,从而阻断前列腺素的合成而达到消炎止痛的作用,具有较强的消炎、止痛、退热作用。适用于类风湿关节炎、疼痛性骨关节炎、风湿性关节炎、头痛、颈肩痛、腰腿痛、劳损、痛经等。

②甲芬那酸胶囊为非甾体抗炎镇痛药,具有抗炎、解热、镇痛作用,抗炎作用较强。适用于骨、关节痛及劳损,神经痛、头痛、痛经、癌性痛、牙痛等。

③阿司匹林能抑制缓激肽、前列腺素等致痛物质的合成和释放,解热镇痛作用温和而确切,抗炎、抗风湿作用较强,并有促进尿酸排泄的作用,还有抗血小板凝聚作用。口服易吸收,服用2小时血浆浓度达高峰,广泛分布于各组织,

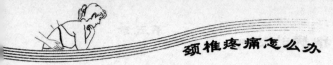

能透入关节腔、脑脊液、乳汁及胎盘。

④吲哚美辛(消炎痛)为非甾体抗炎解热镇痛药,通过抑制体内前列腺素的合成而产生镇痛、消炎、解热作用,镇痛效应可持续5～6小时,也有抗血小板聚集、防止血栓形成的作用。

⑤吡罗昔康为抗炎镇痛药,其机制与抑制前列腺素的合成有关,疗效显著,迅速而持久,优于吲哚美辛、布洛芬、萘普生,为较好的长效抗风湿药,特点是服用量小,半衰期长,为45小时,每日服20毫克,24小时有效,长期服用,耐受性好,无蓄积作用,不良反应小。

⑥布洛芬为具有抗炎、解热、镇痛作用的非甾体抗炎药,消炎、镇痛、解热效果与阿司匹林相近。其消炎作用能使类风湿关节炎、骨关节炎患者的关节肿胀、疼痛、晨起关节强直减轻。对血象及肾功能无影响。

⑦布洛芬缓释胶囊具有解热、镇痛、抗炎作用。缓释胶囊能使药物在体内逐渐释放,2～3小时血药浓度达到峰值,半衰期为4～5小时,与布洛芬比较有以下优点:保持血药浓度平稳,避免普通剂型多次给药造成的血药浓度波动,从而提高疗效,降低不良反应;持续时间长(12小时),晚饭前服1粒,有助于防止夜间疼痛、晨僵的发生。

⑧萘普生为非甾体消炎镇痛药,抗炎作用强,镇痛作用为阿司匹林的7倍,解热作用是阿司匹林的22倍,为一种高效低毒的消炎、解热、镇痛药。口服后吸收迅速而完全,一次给药后2～4小时血药浓度达高峰,在血浆中99%以上与血浆蛋白结合,半衰期为13～14小时,自尿中排出。

⑨萘普生缓解胶囊(适络特)为非甾体消炎镇痛药,有

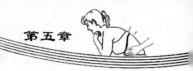

第五章 颈椎病的治疗

明显抑制前列腺素合成酶的作用,减少前列腺素释放,还能稳定该酶体膜,保护该酶体,从而减少致炎物质的生成,是较好的消炎、解热、镇痛药。

⑩苯丙氨酯(强筋松)为中枢性骨骼肌松药,具有镇静、抗炎、解热、镇痛作用。

此外,还有氯唑沙宗、骨肽片、非普拉宗、双氯芬酸钠(扶他林)、赖氨酸阿司匹林(赖氨匹林)、双氯芬酸钾(天君利)等常用内服镇痛药。

(2)麻醉性镇痛药

①奈福泮(平痛新)为非成瘾性镇痛药,镇痛强度与可待因相同,有轻度解热和肌松作用,但无镇静作用,长期连续服用时呼吸、循环系统无抑制作用。

②草乌甲素为乌头生物碱镇痛有效成分,肌内注射,每次0.3~0.6毫克,每日1~2次。

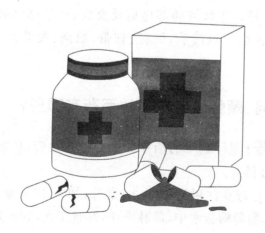

③安洛痛为野生真菌小皮伞菌经发酵提取后制成的制剂,起效较慢,一般需3～4天,但维持时间长。口服,每次1～2粒,每日3次。

问:颈椎病常见的外用镇痛药有哪些?

答: 颈椎病常见的外用镇痛药主要有吲哚美辛(消炎痛)栓及扶他林软膏。

(1)吲哚美辛栓:为前列腺素合成抑制药,具有抗炎、镇痛作用,外用时其有效成分可穿透黏膜、皮肤到达炎症区域,缓解急、慢性炎症反应,对外伤、风湿病引起的炎症,可使肿胀减轻,疼痛缓解。适用于颈椎病、肩周炎、肌肉痛、关节痛等。

(2)扶他林软膏:属外用非甾体抗炎药,为双氯芬酸二乙胺盐,具有镇痛、抗炎作用,作用机制主要是抑制前列腺素的合成。适用于缓解局部疼痛及炎症,如颈部疼痛、肩周炎、局限性软组织风湿病,肌腱、韧带、肌肉、关节的创伤性炎症。

问:颈性眩晕常用的西药有哪些?

答: 颈性眩晕的治疗原则是扩张血管、扩容、改善脑组织血液供应。

(1)复方丹参注射液10～20毫升,加入10%葡萄糖注射液或5%葡萄糖盐水中,静脉滴注,每日1次,10～15日为1个疗程。

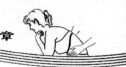

第五章

颈椎病的治疗

（2）盐酸川芎嗪注射液80毫克，用5%葡萄糖注射液250～500毫升稀释后静脉滴注，每日1次，10～15日为1个疗程。

（3）低分子右旋糖酐500毫升，静脉滴注，每日1次，10～15日为1个疗程。

（4）维脑路通注射液400～1 000毫克，利多卡因100～200毫克，加入706代血浆500毫升中，静脉滴注，每日1次，10～15日为1个疗程。

（5）银杏黄酮苷（金纳多）是一种新药，系脑部血液循环改善药，主要成分是银杏叶提取物。可以改善或缓解眩晕、耳鸣，以及头痛、视力障碍等由血管病变引起的症状，对情绪不安及神经功能障碍有较好疗效。

常用剂量：金纳多5毫升，加入液体中静脉注射或者肌内注射，严重或慢性患者可增量至25～50毫升，加入液体中

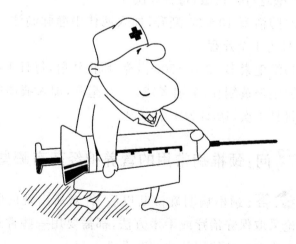

静脉滴注,每日1次,10~15日为1个疗程。

以上方案可任选定一种,配合口服药物如桂利嗪(脑益嗪)、尼莫地平、地芬尼多(眩晕停)、氟桂利嗪(西比灵)或者硝苯地平(心痛定)、倍他司汀(敏使朗)等。伴恶心呕吐者,可用维生素 B_6、甲氧氯普胺(胃复安)等口服。

问:肢体麻木无力的常用西药有哪些?

答: 神经根型及脊髓型颈椎病会出现四肢麻木无力,重者肌肉萎缩,运动障碍,治疗上除了应用上述活血化瘀的血管扩张药外,还可配合以下药物。

(1)胞磷胆碱250~500毫克,肌内注射或加入液体中静脉滴注,7日为1个疗程。

(2)维生素 B_1 100~200毫克,肌内注射,每日1次;或10~30毫克/次,口服,每日3次。

(3)脑活素10~30毫升,加入液体中静脉滴注,每日1次,10日为1个疗程。

(4)维生素 B_{12} 250~500微克,肌内注射,每日1次。

(5)银杏黄酮苷(金纳多)25~50毫升,加入液体中静脉滴注,每日1次,10日为1个疗程。

问:颈椎病常用的营养神经药有哪些?

答: 颈椎病明确诊断以后,针对所出现的临床症状,无论采取保守治疗或手术方法,都需要用一些神经营养药物,作为神经功能恢复的辅助手段。

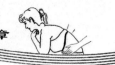

第五章 颈椎病的治疗

(1)维生素类药物

①维生素 B_1。该药能促进神经组织的能量供应,改善神经组织的代谢和功能。口服,每次 30 毫克,每日 3 次。肌内注射 100~200 毫克,每日 1 次。

②维生素 B_6。该药可以合成多种转氨酶的辅酶,并对细胞免疫和体液免疫的建立和维持有一定作用,可调整植物神经的功能。用量为每次 10 毫克,每日 3 次。

③维生素 B_{12}。为细胞生长分裂和维持神经组织髓鞘完整所必需。常同维生素 B_1 配合使用,肌内注射 0.25~1 毫克,每日或隔日 1 次。或椎管内注射与椎管外软组织病变部位注射时配伍应用。口服用腺苷 B_{12},每片 500 微克,每日 3 次。弥可保,又名甲钴胺,效果较上明显,口服剂型每片 500 微克,每次 1 片,每日 3 次;注射剂型每支 500 微克,间日肌内注射 1 次。

④维生素 C。参与胶原蛋白的合成,并有清除自由基的作用,口服量为每次 100~300 毫克,每日 3 次,或 500~1 000 毫克加入液体内静脉滴注。

⑤维生素 E。维生素 E 能使多种不饱和脂肪酸免受氧化。有增强机体免疫功能、清除自由基的作用,临床常作为治疗肌痉挛、改善肌力及治疗运动神经元疾病的辅助用药,常用量为每日 10 毫克。

(2)硫酸软骨素 A:又名康德灵。这种酸性黏多糖物是生物体内结缔组织中特有的成分之一。因其主要由动物结缔组织及软骨中提取,故其治疗作用类似于中医学的内脏疗法。该药能改善血液循环,促进新陈代谢,扩张末梢血管,并通过抑制胆碱酸的酸性化来调节血液的胶体状态,对

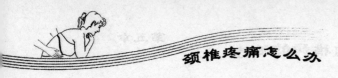

软骨病变的修复和早期骨刺的吸收有积极作用。该药为动物结缔组织和软骨制品,对胃肠道无刺激作用。它除了可有效地治疗颈椎病外,对其他各种骨关节退行性改变均有较好的疗效。该药多为片剂,每片含量0.12克,每瓶190片。每次8～10片,每日3次,连服8～10瓶。

(3)复方软骨素片:又名复方康德灵片。在硫酸软骨素A的基础上添加了制附子、白芍、甘草等有助于活血化瘀的药物,其效果较硫酸软骨素A更佳。用法及用量同硫酸软骨素A。

(4)丹参片或复方丹参片:即用丹参或另附加其他药物制成片剂(或针剂)。除了对心脏的扩张冠状动脉、增加血流量、耐缺氧、增强心肌收缩力,以及调节心律等作用外,由于它可促使细小血管的扩张、促进组织修复及抗炎降温,因

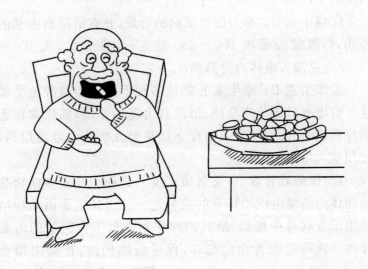

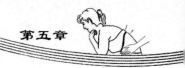

第五章 颈椎病的治疗

此也有利于颈椎退变过程的减缓、中止或好转。每次 2～3 片,每日 3 次,一般是与硫酸软骨素 A 并用,30～40 日为 1 个疗程。

问:颈椎病急性发作时用哪些脱水药?

答:脱水药可以减轻或消除局部组织的炎症水肿,减轻因水肿引起的压迫症状,促进功能恢复。常用的脱水药物及其疗法有下列几种。

(1)甘露醇:此药为良好的渗透性脱水药物,注入静脉后只分布于细胞外液,故反跳现象轻微,绝大部分保持原有结构从尿中排出,同时带出大量的水分。甘露醇的溶解度较低,剂量为每千克体重 1.5～2 克,成人一般用 20% 的溶液 250 毫升静脉滴注,在 15～30 分钟滴完。

(2)50%葡萄糖溶液:此药亦为渗透性脱水药,因其浓度高,可使组织脱水而渗透入血管内,但在体内易被氧化而作用不持久。用量为 60～100 毫升,每 4～6 小时 1 次,静脉滴注,并可与其他脱水药物交替使用。

(3)50%甘油溶液:大量口服甘油可产生渗透性脱水作用。用量为每次每千克体重 0.5 克,每日 3～4 次。服药后 30～60 分钟即产生脱水作用,可持续 3～4 小时。甘油无毒性,但有时有恶心和腹胀现象。

(4)氢氯噻嗪:为低效利尿药,常用剂量为每次 25～50 毫克,每日 3 次,口服。

(5)β-七叶皂苷钠:该药具有较好的脱水和类皮质激素作用,可抗渗出和增加静脉张力,有较好的抗炎、消肿和改

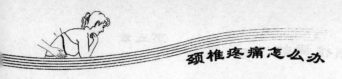

善血液循环的作用。每日静脉滴注 15～20 毫克,连续使用 3～7 日。

问:口服药物治疗时应注意什么?

答: 颈椎病导致的疼痛常会成为困扰患者的主要问题。其中,急性期疼痛症状较为严重时,不但给患者带来难以忍受的痛苦,影响睡眠和休息,甚至可造成患者某些生理功能的紊乱。因而对这类患者采用必要的药物治疗可有效地减轻或解除疼痛,从而使紧张或痉挛的肌肉松弛,以减轻肌肉对局部病灶处的牵拉,有利于局部损伤病灶的修复。对于因疼痛而难以入睡的患者,可服用地西泮等药物。

但应注意药物的不良反应。例如,阿司匹林具有解热、镇痛、抗风湿等作用,用于治疗颈肩痛比较安全,但常可出现胃肠道反应。故目前一般应用布洛芬等胃肠反应轻的药

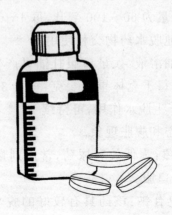

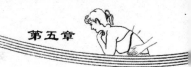

第五章 颈椎病的治疗

物。近年来,布洛芬缓释胶囊已广泛应用于临床。

颈椎病患者在进行口服药物治疗过程中,最重要的一点就是遵循医嘱,定时、定量服用,切不可随意。

问:颈椎病局部封闭疗法有哪些作用?

答: 由于颈椎病给患者带来的疼痛,经常要用药物止痛,严重时也可以用封闭疗法来缓解疼痛症状。封闭疗法是通过局部注射局部麻醉药和糖皮质激素,抑制局部炎症渗出,改善局部神经肌肉的营养状况而达到消肿止痛的一种治疗方法。

(1)止痛:封闭疗法的局部麻醉药能消除传向神经系统病理冲动的来源,阻断了局部病变发出的疼痛信号,使疼痛感消失。

(2)保护神经系统:局部麻醉药消除了疼痛,阻断了疼痛的恶性循环,使神经系统得到休息和调整,从而达到保护作用。

(3)消除肌肉紧张痉挛:局部麻醉药由于消除了原发病灶的疼痛刺激,缓解了反射性肌紧张、肌痉挛的继发因素,使颈部肌肉松弛。

(4)促进局部血液循环:由于局部肌肉紧张、痉挛的消失,使局部血供增加,促进了血液循环,改善了肌肉的营养状况。

(5)消除炎症:封闭疗法中的糖皮质激素能抑制非感染性炎症,减轻充血,降低毛细血管的通透性,抑制炎症的浸润和渗出,而局部麻醉药能改善局部血液循环,增加新陈代谢,加速代谢产物和水肿、炎症的消散吸收,从而达到协同作用,消除炎症。

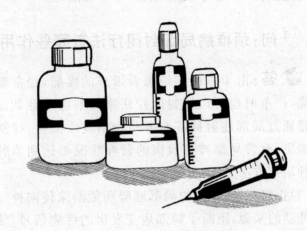

问:颈椎病局部封闭疗法禁忌证有哪些?

答: 封闭疗法的禁忌证有以下几点。

(1)有普鲁卡因过敏史者。

(2)严重的肝功能障碍患者。因大量普鲁卡因进入身体后,迅速分解为对氨基安息香酸和双乙烷氨基乙酯,这些分解过程大部分在肝脏内进行。

(3)严重的肾功能障碍者。因为普鲁卡因的分解产物,最后要经过肾脏从尿中排出。以上情况可改用利多卡因或其他药物。

(4)术者没有充分掌握封闭疗法的作用、用法、治疗目的、操作过程和急救处理时。

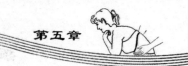

第五章 颈椎病的治疗

(5)因施行封闭疗法后的止痛作用会延误急症诊断和手术者。

(6)急性炎症组织内不能封闭。

(7)全身情况极度衰竭时。

问:颈椎病局部封闭疗法常用的方法有哪些?

答: 颈椎病局部封闭疗法常用的封闭方法有以下几种。

(1)项韧带封闭:取坐位稍低头或俯卧位,在颈正中线自枕外隆凸至第七颈椎之间的各颈椎棘突寻找压痛点或索条块,常见部位多位于颈$_5$、颈$_6$棘突处。局部常规消毒后,持注射器快速刺入,然后慢慢进针至棘突,抽吸无回血后进行注射,并分层向两侧肌肉筋膜浸润,多点疼痛多点同时治疗。

(2)横突封闭

①第一颈椎横突,取仰卧位,头略转向健侧,在乳突与下颌角连线上端、乳突前、下方各1厘米处有一骨性突起即是,按之有压痛,局部常规消毒后,慢慢进针至横突,抽吸无回血、脑脊液后,注入药液。

②第六颈椎横突,取仰卧位,头转向健侧,胸锁乳突肌后缘与环状软骨平面延长线交叉点处有一骨性突起即为第六颈椎横突。局部常规消毒后,持注射器刺入至横突,抽吸无回血,注入药液。

③第2~5颈椎横突,取仰卧位,头转向健侧,自乳突至

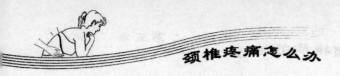

第六颈椎横突做一连线,在连线前方约0.5厘米处,自上而下依次摸到第2~5颈椎横突,并做好标记,局部常规消毒后,刺至横突注射药液。

(3)关节囊封闭:取俯卧位或坐位趴于桌前,双臂放于桌上,前额抵于前臂支撑头部,在病变棘突旁开两横指处垂直进针,针尖达骨质后即为关节囊,患者多有酸胀、疼痛,即可注入药液。注射时不要将针尖向上斜刺。

(4)颈神经根封闭:取仰卧位或坐位,头转向健侧。方法同颈椎横突穿刺,刺至相应的颈椎横突,再将针尖向上或下试刺几次,即可出现放射性麻木、疼痛,说明已刺中相应的神经根。可根据麻木或疼痛的位置来判断神经根的位置,并验证穿刺是否准确,如穿刺神经根准确,回吸无回血,注射药液,如不成功,则应继续寻找。

(5)椎间盘封闭:取仰卧位,头转向健侧。颈$_5$、颈$_6$间盘病变较多,以颈$_5$、颈$_6$为例,胸锁乳突肌后缘与环状软骨平面延长线交叉点,即为第六颈椎横突。局部消毒后,持针刺至第六颈椎横突尖,再将针以15°~20°慢慢向上向内刺入,遇到弹性柔韧组织,回抽无回血或其他液体时,即达椎间盘,注入药液。正常椎间盘仅可注入0.1~0.3毫升,破裂时,可注入0.5~8毫升,不可强行注入过多。

(6)颈后肌肉封闭

①枕下小肌封闭。取俯卧位或侧卧位,找到寰椎侧块和枢椎横突并做好标记。局部常规消毒后,将针慢慢刺入找到寰椎侧块,回抽无回血或脑脊液,注入药液,再将针刺至枢椎横突,注入药液。

②颈中下段肌肉封闭。取俯卧位或侧卧位,在颈椎棘

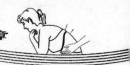

第五章 颈椎病的治疗

突旁找到病痛部位并做好标记。局部常规消毒后,持注射器刺入,边进针边注药液,直至椎板,由浅至深,由上到下,由一侧到另一侧。

(7) 肩胛骨内上角封闭:取端坐位或趴于桌上,在肩胛骨内上角找到压痛点或硬结,并做好标记。局部常规消毒后,持注射器刺入,达到肩胛骨内上角或内缘,抽吸无回血,注入药液。

(8) 菱形肌封闭:取坐位或俯卧位,在肩胛骨内侧与脊柱之间寻找压痛点,多位于脊柱与肩胛骨内缘中线偏外与肋骨交接处,并做好标记,可有1个压痛点,也可出现多个压痛点。局部常规消毒后,持注射器刺至肋骨,注入药液,多点则分别注入。

(9) 其他封闭:颈椎病患者,也可在肩胛冈下窝、肩胛骨外侧缘、上臂、前臂等出现明显压痛点,这些部位相对较安全,也可给予封闭治疗。

问:颈椎病手术治疗的基本原理是什么?

答: 颈椎病的手术治疗可以概括为减轻压迫、消除刺激、增强稳定、制动以防止进行性损害等。通过手术所要达到的治疗目的是扩大神经根管、椎间孔、横突孔、椎管,解除或松解对血管、神经、颈脊髓等的刺激与压迫;去除病变的椎间盘、过于肥厚或骨化的韧带及骨赘以达到减压,消除刺激、压迫、粘连的目的;椎间植骨以恢复或增强颈椎稳定性,恢复其正常的生理曲线,或限制颈椎某部位的局部活动,防止进一步的神经、脊髓压迫(图5-1)。

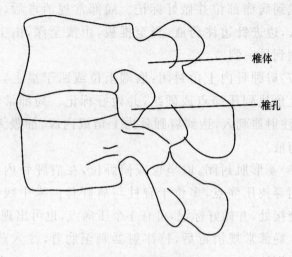

图 5-1　椎骨示意图

问：颈椎病需要手术治疗的适应证有哪些?

答： 一说到颈椎手术，很多人就不寒而栗，可以肯定地说，绝大部分颈椎病通过非手术治疗是可以治愈的。但也有一些病症需要做手术治疗，这就需要严格掌握手术适应证。

（1）手术适应证

①神经根、椎动脉或脊髓压迫症状渐进性加重或反复发作，严重影响工作与生活者。

②颈椎椎节移动、位移、脱位，有高危脊髓压迫及损伤神经、动脉风险者。

③其他情况，如局部因外伤、肿瘤、炎症或其他伤患需

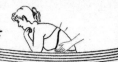

第五章 颈椎病的治疗

要做颈椎骨质切除或减压术者。

④症状突然发作,经确诊为颈椎病并经短期非手术治疗无效且影响生活者。

经确诊有上述几种情况之一者,可考虑进行手术治疗。

(2)各型颈椎病的手术适应证

①颈型。原则上不需要手术,只有极个别病例经多次非手术疗法后,仍有顽固性症状,并影响工作与生活者,可考虑手术。

②神经根型。具有下列情况者可考虑手术:经非手术治疗4个月以上无效者;临床表现、X线所见及神经定位一致,有进行性肌肉萎缩及剧烈疼痛者;非手术治疗无效,或症状反复发作者。

③脊髓型。具有下列情况者可考虑手术:急性进行性颈脊髓损害症状,经脊髓碘油造影或CT检查证实为脊髓受压者,应尽快手术;有轻度颈脊髓损害症状,经一段时间非手术治疗无效者;颈脊髓受压2年以内,症状进行性加重或突然加重者。

④椎动脉型。具有下列情况者可考虑手术:颈性眩晕有猝倒症状,经非手术治疗无效者;经选择性椎动脉造影证实者。

⑤交感型。症状严重,影响患者生活。经非手术治疗无效,证实与颈椎病有关,且适合手术治疗者,可考虑手术。

⑥其他型。如因骨赘(也就是骨刺)压迫与刺激食管引起吞咽困难,经非手术治疗无效者,应将骨赘切除。

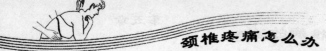

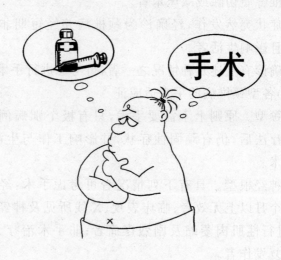

问：颈椎病不能采用手术治疗的情况有哪些？

答： 虽然颈椎病的手术治疗已取得很好的临床疗效，但手术作为一种损伤性治疗方法必有其固有的并发症与后遗症。而且在颈脊髓周围进行手术操作可能危及患者的生命安全，或有可能造成严重残疾的后果。对此类重大手术，要严防发生意外，医生会根据手术适应证，进行充分的术前准备，以保证患者的生命安全与最佳手术疗效。

绝大多数颈椎病患者可通过非手术治疗得以缓解或治愈，而手术疗法并非适合所有的颈椎病患者，通常认为有以下情况者不能进行手术治疗。

（1）颈椎病症状轻微，不影响正常生活与工作者。

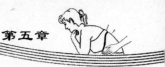

第五章 颈椎病的治疗

(2)经非手术治疗后症状已消失或有显著缓解者。

(3)全身状况不好,有严重代谢性疾病或主要脏器有明显器质性改变而不能耐受手术与麻醉者。

(4)年逾70岁,已失去生活自理能力者。

(5)病情严重,病程2年以上,有四肢严重广泛性肌萎缩,或有完全性脊髓功能障碍者。

(6)诊断不明确,但又不具有手术探查指征者。

(7)有精神病,术前、术中及术后不能积极配合治疗者。

(8)有严重神经官能症者。

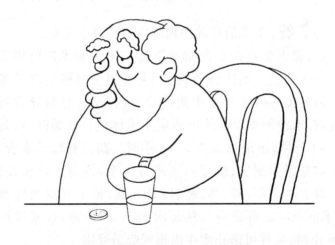

问:颈椎病手术前的一般准备工作有哪些?

答:由于颈椎结构相对复杂,同时又邻近重要的血管、神经、内分泌腺、气管和食管等组织器官,颈椎病的手

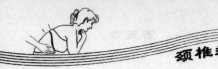

术治疗难度较大,所以术前准备工作十分重要。此外,为了更好地避免颈椎手术过程中容易出现的各种意外,有效地达到术后患部制动及保持适当体位的目的,充分的术前准备是十分必要的。

患者需要进行全面的体格检查,方便医生了解自己的全身状态;患者或家属、单位应了解病情及术中、术后可能发生的各种意外情况;患者本人一定要有思想准备,充分发挥自身的主观能动性,争取最大限度的配合。

问:颈椎病手术前的训练内容有哪些?

答: 手术治疗前的训练内容有以下几点。

(1)患者要在医生的指导下适应术中和术后所需要采取的特殊体位。俯卧体位训练:主要用于颈椎后路手术患者。因颈椎后路手术术中俯卧位时间较长,且易导致呼吸道受阻,术前须加以训练以适应手术体位。开始时,可每次10~30分钟,渐渐增加至3~4小时。高位脊髓手术者,有时还需分别预制胸、腹侧石膏床各一个,范围上自头顶部,下至双大腿中部,眼、耳、鼻、口处开放,便于开放及气管插管,术前也应试卧适应。从每次10~30分钟,逐渐增加至3~4小时,这样可防止术中出现呼吸道受阻。

(2)患者要在医生的指导下适应手术时对特殊器官的要求,如对颈椎前路手术者,因术中易牵拉、刺激气管、食管引起反射性呛咳,牵拉不当会造成出血过多及可能的气管、食管损伤。所以,术前应对气管进行适当的推移牵拉过中线的练习,开始每次10~20分钟,逐渐增加至30~60分钟,

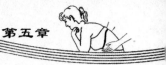

第五章 颈椎病的治疗

如此反复训练3～5日。

气管、食管推移训练：主要用于颈椎前路手术。因颈椎前路手术系经内脏鞘与血管神经鞘的间隙而抵达椎体前方，所以需将内脏鞘牵向对侧，方可显露椎体前方或侧前方。因此，术前应指导患者用自己的2～4指在皮外插入切口一侧的内脏鞘和血管神经鞘间隙处，持续地向非手术侧推移。开始时每次持续10～20分钟，逐渐增加至30～60分钟，且须将气管牵过中线，如此反复训练3～5日。

(3)患者于卧床体位完成一些必需的日常生活活动，如在床上解大、小便等。

床上大、小便训练：一般人均不习惯于在床上大、小便，而术后患者又不能下地，有时不得不插入导尿管导尿。如术前养成习惯，就可避免此种痛苦及尿路感染的机会。

(4)患者要学会术后颈部制动状态下的肢体功能训练方法，如在术前进行床上肢体功能锻炼，以利于术后功能恢复。

床上肢体功能锻炼：主要为四肢屈伸，持重上举与手、足活动，既有利于术后功能恢复，又可增加心搏量而提高术中对失血的适应能力。

(5)如果颈椎后路椎板切除减压范围过大，在加大块骨片架桥植骨时，医生会在术前先预制包括头部制动的上半身石膏床。

(6)患者手术当日的早晨应禁食，术前排空大、小便。

(7)不管是颈椎前路或后路手术，凡进行植骨的患者，术后颈部的制动是很重要的。为了达到术后对颈椎的良好制动，多数医生在手术前需要预先制作石膏或其他材料的颈围。通常需要在手术之前,预先将颈围制作完毕,而且会让患者试戴,合适后才给患者进行术后应用。石膏型颈围要从两侧剖开,并配以固定的系带,以便于术毕及时安上,加以固定。

问：颈椎病手术的麻醉方式有哪些？

答：颈椎病手术的麻醉方式是根据患者的具体情况和手术途径的不同及各种麻醉方法的优缺点加以选择的。

（1）全麻：进行颈椎后路手术时,为了确保手术过程中患者的呼吸道畅通,医生首先会考虑全麻插管。患者麻醉后在恢复清醒过程中经常会出现躁动的迹象,为了避免使植骨块移动脱出,医生常选用硫喷妥钠加肌肉松弛药静脉诱导及气管内插管、普鲁卡因静脉滴注维持的麻醉方式。

（2）局麻或颈丛阻滞加局麻：进行颈椎后路手术的患者多采用局麻做椎板切除术（如果椎管探查或椎间孔开大减压进行局麻无法获得充分的麻醉效果,可采取全麻）。如果患者能耐受手术过程,颈椎前路手术时,医生常选用局麻或颈丛阻滞加局麻。局麻时由于药液浸润于局部,会影响医生的手术视野而不利于手术操作,并有喉返神经受阻滞的可能,所以在手术中难以与喉返神经损伤鉴别是该手术的缺点。

（3）硬膜外麻醉：该麻醉的穿刺插管要达到颈椎病变附近。患者患部的节段性椎管狭窄,所以进行穿刺插管时会存在一定的困难,有可能导致麻醉失效,因此这种麻醉方法临床应用较少。

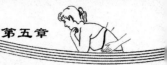

颈椎病的治疗

(4)针刺麻醉：这种麻醉方法最安全，术中解剖层次清晰，手术伤口内出血较少，不容易损伤喉返神经，手术中能及时反映手术效果，手术后反应小，恢复较快。所以在进行颈椎前路手术时，针刺麻醉是一种较为可行的麻醉方法。

问：影响颈椎病手术疗效的因素有哪些？

答： 目前认为有多种因素对颈椎病手术治疗的效果产生影响。

(1)诊断是否明确：一般来说，诊断明确，及时手术者疗效好。

(2)手术时机和病程长短对手术效果的影响：病程越短者手术治疗的效果越好。一般认为，脊髓型颈椎病病程在1年以内的疗效最好，病程越长者疗效越差；脊髓型颈椎病应尽量控制在患病2年以内进行手术，方能取得较好的手术效果。对于其他各型颈椎病，在保守治疗无效，确定应当手术后，也应争取及早手术，方能获得较好的手术效果。

(3)年龄对手术效果的影响：相对而言，越年轻者治疗效果越好，年纪越大者治疗效果越差。

(4)对于脊髓型颈椎病的患者来说：如果磁共振检查发现脊髓神经有变性、颈椎椎管狭窄程度重、脊髓受压迫变形的程度重者，手术治疗的效果要差一些；颈椎病若并发外伤导致脊髓损伤突然加重以致四肢瘫痪者，一般术后效果要差得多。

手术后有部分患者感到症状立刻减轻；绝大多数患者需要1～2年的恢复时间，有的则更长。因此，手术后短期内功能恢复不满意者不要着急,应等到1年之后看结果。

脊髓型颈椎病患者手术后症状的恢复有一个反复的过程。一般在手术后数日内,患者感觉肢体轻松、有力,症状明显缓解。之后部分患者神经症状又可能有所加重,这往往是脊髓减压后继发水肿的表现,一般持续时间为数周。从这以后症状又可以再逐渐改善,3~6个月以后,症状改善的速度逐渐减慢,手术后2年左右,症状一般不再改善而成稳定状态。

有的脊髓型颈椎病患者,由于同时存在退变后的多种病变因素,如本身就有发育性颈椎椎管狭窄,又有椎体后缘骨刺形成、椎间盘突出及后纵韧带骨化等因素从前方压迫脊髓,还有黄韧带肥厚等因素从后方压迫脊髓。对于这类病情复杂的患者,有些患者只需单纯做一次颈椎后路手术就可以解决问题,但有些患者可能需要先后接受颈椎后路手术以及颈椎前路手术。一般先从压迫较重的方向进行减压手术,如先进行颈椎前路或者后路手术,待观察一段时间后,症状缓解不明显或者仍有残留,可以再进行颈椎后路或者前路手术。

另有一些颈椎病患者,当时根据病情顺利地完成了手术,疗效明显,患者痊愈出院。但是手术多年后,由于颈椎继续发生生理性的退变,或者由于颈部外伤及颈椎保养不当等原因导致颈椎退变劳损加速,颈椎可以出现新的增生性骨刺以及颈椎不稳定,可以重新对脊髓、神经根等造成新的压迫。因此,有些患者可能在手术后十几年或者二十几年后出现症状复发,不得不再次接受新的手术。当然,再次手术的效果比第一次手术的效果要差一些。

第五章

颈椎病的治疗

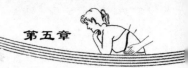

问：颈椎病患者手术方式的选择有哪些？

答：根据颈椎病病变的部位、范围、程度的不同，手术方式也有区别。手术方式很多，不同手术方式各有其适应证。原则上应以达到减压与稳定为目标，对于不同病例可针对其具体情况，选择损伤少、操作简便的手术方式。

手术方式大致可归纳为两大类，每一大类又各有几种不同的手术方式。

(1)颈椎前路手术：是从颈椎前方进行手术，此类手术常常要从人体其他部位（如髂骨）另取少量骨组织，植于颈椎间盘切除减压的地方。

(2)颈椎后路手术：是从颈椎后方进行手术，将颈椎椎管扩大。患者究竟需要采取哪种手术方式，医生会根据患者病情和身体健康状态做出适当的选择。

问：适合颈椎前路手术的患者有哪些？

答：颈椎前路手术是通过颈椎前方暴露颈椎椎体，是颈椎外科最常用的显露术式之一。

颈椎前路手术适用于多种颈椎伤病的手术治疗，对颈椎病而言，主要适用于以下病例。

(1)颈椎间盘突(脱)出症，需行髓核摘除术者。

(2)椎体后缘骨质增生为主的颈椎病，需从前方行以切除骨赘为目的的减压手术。

(3)颈椎不稳症，椎体间关节松动、不稳，久治不愈且无

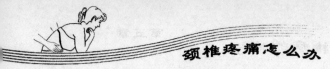

法工作,需进行手术治疗者。

(4)脊髓型颈椎病节段较少,需行前路减压者。

(5)神经根型颈椎病,需行前方减压摘除髓核者。

(6)吞咽困难型颈椎病,椎体前方骨刺压迫食管引起吞咽困难者。

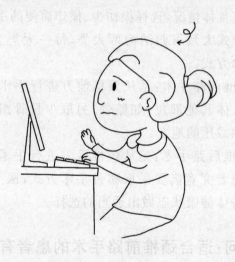

问:适合颈椎后路手术的患者有哪些?

答: 颈椎后路手术包括颈椎半侧椎板切除减压术、颈椎全椎板切除术、颈椎后路髓核摘除术、椎间孔切开减压术、钥匙孔神经根减压术和颈椎椎板成形术等。后路手术的目的是扩大椎管矢状径,解除对脊髓的压迫,改善血液循环,扩大椎间孔后壁,解除神经根压迫。

一般颈椎病患者多从前路施术,但如果具有以下情况

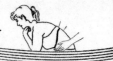

第五章 颈椎病的治疗

者,则应酌情考虑先行后路手术或是在前路手术后酌情行后路手术。

(1)合并发育性椎管狭窄者。

(2)合并前纵韧带或后纵韧带骨化者(图5-2)。

(3)颈椎病合并有继发性、粘连性蛛网膜炎者。

(4)病变节段超过3个者。

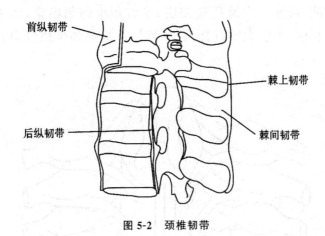

图5-2 颈椎韧带

问:什么情况下需做椎体完全切除术?

答:目前颈椎前路减压、植骨融合术是治疗脊髓型颈椎病的有效方法。但对2个节段以上同时受累者,在椎体开槽扩大减压及植骨融合术后,部分病例远期随访效果不太理想。分析其原因,主要存在的问题是:椎间高度的再丢失及颈椎生理曲度难以维持。多节段脊髓型颈椎病由于椎间盘退变,椎体后缘骨赘增生大多存在椎间隙狭窄、椎间高度降低、颈椎生理曲度消失甚至反曲等病理改变。手术减压后,尽管植骨块的直径或长度均超出减压区域1~2毫米,但对椎间高度的恢复都是有限的。而且单纯植骨后由于植骨界面的部分骨吸收,椎间高度有限的恢复也会丧失,同时颈椎的生理曲度也难以维持。在这种情况下,可以采用颈椎前路椎体全切除减压植骨加钢板内固定治疗脊髓型颈椎病,可使术中减压较彻底,术后颈椎即刻稳定,防止植骨块移位,术后无须石膏固定,可显著提高颈椎植骨愈合率(图5-3)。

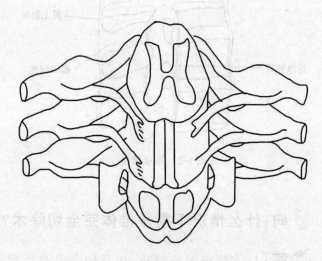

图5-3 椎动脉剖面图

问:哪些患者适合使用椎间融合器?

答:椎间融合器临床应用报道的适应证主要是退

第五章 颈椎病的治疗

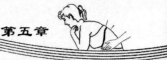

变性颈椎不稳或无椎体骨折脱位的外伤性颈椎不稳（含椎间盘损伤）、急性颈椎间盘突出和颈椎病等。它通过环锯或椎间隙减压将突出和损伤的椎间盘摘除，再植入椎间融合器，起到支撑、恢复颈椎稳定的作用。可通过直接减压及撑开椎间隙，扩大椎间孔，减少其对神经根结构的压迫。

椎间融合器是通过外部结构将椎体撑开而恢复其高度，并通过"撑开-压缩张力带"效应来促进植骨融合。加上其自身的原因，与椎体的接触面（即受力面）有限，应力相对集中，在骨质疏松的情况下，椎体界面承受压力的能力较差，术后易出现椎间融合器下沉。另外，在有椎体骨折、脱位的情况下，维持运动单位的韧带和骨性结构缺失，椎间融合器置入后，发挥稳定作用的"撑开-压缩"机制消失，无法重建损伤节段的稳定性。此外，对有椎间隙感染者也应视为禁忌证。

问：哪些患者适宜做人工椎间盘手术？

答： 腰椎间盘置换术已有多年的历史了，近年来又开始在颈椎进行人工椎间盘手术。在颈椎间盘突出部位手术以后，放置人工椎间盘取代过去的植骨融合，可保留该节段颈椎的活动度。

到现在为止，前路椎间盘切除术及椎间植骨融合术仍然是治疗脊髓型和神经根型颈椎病的重要的、传统的方法，效果良好，仍然是首选的手术治疗方法。

临床长期随诊发现，颈椎前路融合手术后，手术部位上下相邻节段颈椎常较早发生退行性改变。据调查表明，每年有 2.9% 的患者发生相邻节段继发性退变,为此在颈椎间盘术后置入有活动功能的人工椎间盘,既能解决椎间盘突出所带来的症状,又能保留手术节段的颈椎的活动度和稳定性,以避免发生继发性相邻节段的退变。特别是对于比较年轻的患者,生物力学研究证明人工椎间盘相邻节段的椎间盘或椎体内的压力在进行颈椎压缩前屈后伸及左右侧偏时无明显变化,小于 5%,而椎体融合患者应力增加可达 84%。但人工颈椎间盘手术历史较短,Coffin 等人于 2002 年才首先采用 Bryan 进行椎间盘突出颈椎患者手术之后的稳定性重建,早期效果还是不错的,满意率为 85%～90%。但人工假体至少需要 5 年的随诊,才能肯定它是否符合颈椎运动的生物力学要求,所以还需要更长时间的随诊研究。

问:颈椎病的硬膜外激素疗法是什么?

答:硬膜外激素治疗方法对颈椎病的治疗效果肯定,操作方便,并且安全可靠,被认为是最有效的非手术疗法之一。除了有全身或者局部感染,颈椎结核,心、肝、肾功能不全,过敏体质和年迈体弱者之外,一般颈椎病患者都可应用这一方法。

糖皮质激素被选用于颈椎病的治疗,主要原理有:一是它有降低毛细血管通透性、减少充血、抑制炎性浸润和渗出的作用,这对解除颈椎病局部的细菌性炎症有帮助。二是颈椎病的许多症状大多是因为受累的神经根被过度牵拉、压迫,所以在硬膜外滴注或是注射激素可以消除神经根的疼痛,从而达到治疗颈椎病的目的。

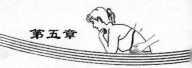

第五章

颈椎病的治疗

除此之外,应用激素的过程中,同时加入0.9%生理盐水或者0.5%~1%普鲁卡因溶液,可使神经与神经,组织与神经间的粘连分离,加用维生素类药物则可以增强神经组织的营养代谢,使发炎的神经组织得到更好的恢复。

激素的硬膜外治疗方法主要分滴注和封闭两种方法。

(1)硬膜外激素封闭疗法:硬膜外激素封闭疗法主要是将激素一次性注入硬膜外腔的一种方法,所用药液一般是5毫升醋酸泼尼龙(强的松龙)混悬液加2%利多卡因5毫升。它主要适用于颈型、根型、椎动脉型及轻度脊髓型颈椎病。

(2)硬膜外激素滴注法:硬膜外激素滴注法是在第二胸椎处做椎管硬膜外穿刺,插入导管到第七颈椎之下,然后接上输液瓶,滴注大量加入激素的药液的方法。所用药液由生理盐水、地塞米松、维生素C、维生素B_6、维生素B_{12}、利多卡因等成分组成,并根据颈椎病的类型,在具体使用中确定各种药物用量。

问:什么是颈椎病髓核化学溶解法?

答:髓核化学溶解法最早用于治疗腰椎间盘突出症,后逐渐用于颈椎病,尤其用于颈椎椎间盘突出的治疗。当患者用牵引、理疗、按摩等其他非手术方法治疗无效,但又不适宜做手术时,可以在借助CT、磁共振等特殊检查明确诊断的前提下,选择性地应用这种治疗。常用的治疗用药为番木瓜凝乳蛋白酶。

在颈部常规消毒、麻醉下,用注射器直接将番木瓜凝乳蛋白酶注射到病变颈椎椎间盘内,由于番木瓜凝乳蛋白酶可消化髓核中的多肽蛋白原分子基质,导致髓核脱水、皱缩,从而减少或消除突出或脱出的椎间盘对神经根的刺激或压迫,达到治疗的目的。

髓核化学溶解法虽然比较简单,但操作需要有一定的手法技巧,多数患者均可在门诊进行治疗,但是对于曾经用过番木瓜凝乳蛋白酶的患者,再次使用时,要警惕患者机体已被致敏,有产生过敏的可能。

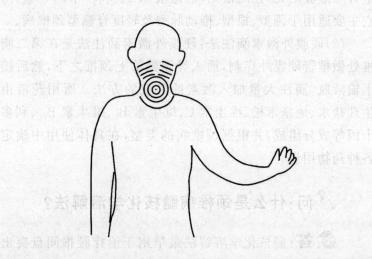

问:如何用微创手术治疗颈椎病?

答: 专家通过借鉴地质学勘探"取岩芯"的原理,推出了"微创手术治疗颈椎病"的技术。临床施用于多位神经根型与脊髓型颈椎病患者,取得了简便安全、创伤轻微的满意效果。

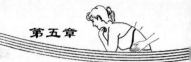

第五章 颈椎病的治疗

首先设计一套完整的微创手术器械。一部分是保护器械,主要由一组套管组成;另一部分是减压器械,主要由带有保险装置的取芯钻和清除椎间盘与骨刺的各种钳子组成。术前精确测量病变椎体高度和套管长度,两者相加即为操作深度,之后把所有器械保险定在该位置。术中用X线机定位,行局部麻醉。在颈前做1厘米切口,对准病变插入针头,然后由针头逐一套上套管,将周围的血管、神经、气管和食管加以保护,取出中间套管,只留最外层套管,由套管下入一取芯钻,将椎间盘及骨刺取出。同时在显微气管镜监视下,向周围扩大减压,除掉残余骨刺,再由套管插入骨块进行椎间植骨,使颈椎能够稳定。术后,患者就会感到四肢轻松,疼痛消失,活动逐渐灵活。1~2节病变者,术后第二天即能下床活动。

问:什么是颈椎前路减压及钢板内固定术?

答: 早在20世纪50年代,对于颈椎病的治疗就已采用颈椎前路减压、植骨融合术。颈椎前路减压是指从颈前部做手术切口,通过颈椎前路途径去除颈脊髓前方致压物,解除脊髓压迫,改善脊髓功能,并通过植骨达到稳定颈椎的目的。虽然颈椎前路减压、植骨融合术对治疗颈椎病有良好效果,但是这种方法也存在缺陷,如术后颈椎不稳,植骨块移位,植骨不融合,进行性颈椎后凸,需长时间颈部固定等。特别是对于病变累及2个节段以上者,由于植骨块的前移或后移,造成食管、气管受压;吞咽困难或压迫脊髓;损伤神经,影响手术效果。为避免这种情况的发生,在20世

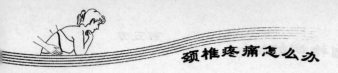

纪80年代,出现了在传统的颈椎前路减压、植骨融合的基础上,应用钢板将植骨块固定并且稳定颈椎。这样在很大程度上减少了传统手术术后并发症的发生,提高了植骨融合率,增加了颈椎稳定性,并且使患者术后就可以进行颈部活动,无须长时间固定颈部。

颈椎前路钢板分为限制性和半限制性两种。限制性钢板为钢板螺钉角度固定,相对固定更牢固,适用于椎体、半椎体切除的肿瘤、创伤等;半限制性钢板为螺钉角度固定,位置可调节,又可以根据螺钉运动方式分为旋转和平移两类,适用于单节段或多节段单纯椎间盘切除的病例。

问:什么是治疗颈椎病射频消融术?

答:专家称,采用"颈椎髓核射频消融术",仅用不到20分钟时间就可治愈患者的交感型颈椎病。

医生采用目前国际上最先进的射频消融技术,为患者进行治疗——采用局部麻醉,在C型臂X线机引导下,在体外将患者颈前气管推开,再将一根直径为1毫米的专用套管针经患者气管、食管鞘与颈血管鞘间隙准确插入第五、第六颈椎间盘中点,然后经套管针插入射频消融针,以40℃~70℃的"低温"射频对突出的颈椎间盘组织进行溶解。在射频作用下,患者突出的颈椎间盘纤维环重新构型——突出的部分收缩、变小,进而减轻了对神经根的压迫,达到治疗的目的。该手术没有刀口,因此无须缝合。当医生在该手术给患者留下的唯一的一个针孔处贴上一块"胶布"以结束这一手术时,该手术用时不到20分钟。当天下午,患者就能

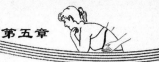

第五章 颈椎病的治疗

下地行走。

将射频消融技术用于治疗腰椎、颈椎间盘突出症,是20世纪国外研究的新成果。与传统腰椎、颈椎间盘突出症治疗方法(如手术切除、药物化学溶解、激光汽化等)有所不同的是,它利用低温射频及等离子消融技术使椎间盘组织快速溶解,且不伤害正常组织。

该手术创伤小、时间短,手术时患者不出血且基本无痛苦。术后患者恢复快——当天可下床活动,2天后就能出院。该手术对于那些用药物等非手术治疗无效而手术指征不明显,或不愿接受外科手术的颈型、神经根型和交感型颈椎病患者尤为适用,但对脊髓型和患有颈椎管狭窄症的患者并不适用。

这一手术也适用于治疗腰椎间盘突出症,并取得了满意疗效。

问:颈椎病西医手术的局限性有哪些?

答: 西医手术的局限性有以下两点。

(1)融合术:有些老年患者骨质疏松情况非常严重,不能承受融合术;有的患者本身炎症没有控制好,进行非自体骨的融合术,容易使炎症加重;若心脏、肾等重要器官有器质性病变,必须控制好症状后再进行手术。

(2)人工颈椎间盘植入术:有的患者骨头太小,或者已经坏死,则难以进行该手术,一般就采用融合术。

问：颈椎病手术疗效的类型有哪些？

答： 颈椎病手术后的效果可通过患者主诉和症状的改变、阳性体征的消失等情况进行判定。大致可分为如下几种疗效类型。

（1）无反应型：手术后有些症状轻微改善，患者常主诉肢体有松快感，但无感觉和运动方面的改善，多数症状和体征没有变化。术后3～6个月仍无改善迹象，则有可能是神经组织已变性，恢复较为困难。

（2）缓慢反应型：术后1周内可有一些症状改善，以后较长一段时间仅稍有进步。患者某些功能好转，但不明显，3～6个月后不再有进步。此型预后较差。

（3）一过性反应型：手术后数日症状明显减轻，并有部分功能改善，但1周后突然停止，或已缓解的症状又复原，回到术前状况。这表明减压有效，但由于神经组织已有变性而不能恢复。此型预后也欠佳。

（4）即刻反应型：术后数日，患者即可感到肢体松快，躯体束胸感等症状消失或减轻，关节运动功能明显改善，而且这些现象继续发展。这表明致压因素解除后，脊髓血液供应恢复，脊髓变性不严重且有恢复的可能。此型预后良好。

（5）延迟反应型：少数患者术后短期内无明显改善，但在术后1～2个月症状缓慢改善，并持续相当长的一段时间。这一情况多见于病程较长的神经根型或脊髓型颈椎病，可能是减压后局部血运恢复较慢，或是局部骨性融合后致压物逐渐被吸收所造成的，即表示神经组织尚未变性，有恢复

第五章
颈椎病的治疗

的可能。

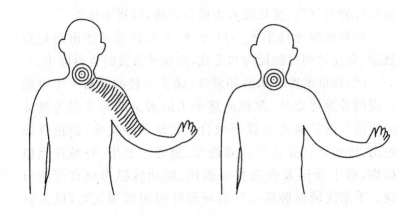

问：颈椎病手术的并发症有哪些？

答：颈椎病手术的并发症主要有以下几点。

（1）一般并发症：颈椎病手术一般情况下是安全的，但也有可能像其他外科手术一样，出现一些共同的并发症。例如，患者不习惯在床上解大、小便而出现排尿不畅及便秘、腹胀等。排尿不畅严重的患者需要放置尿管留置导尿，而便秘、腹胀的患者可口服液状石蜡或者肛门内使用开塞露等。

患者由于手术前呼吸训练不好，或者因为手术切口疼痛而不敢深呼吸及咳嗽，手术后可能出现呼吸困难、肺部感染及肺不张等呼吸道的并发症，特别是吸烟患者在手术后出现呼吸道并发症的可能性大大高于一般患者。建议手术

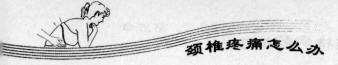

后因疼痛而不敢深呼吸及咳嗽的患者使用镇痛药,宜做深呼吸及咳嗽咳痰,通过翻身、拍背等预防呼吸道并发症。必要时可通过氧气、雾化吸入来稀释痰液,以利于排痰。

和其他的外科手术一样,颈椎手术后也可能出现切口感染,要注意切口的反应和变化,发现异常及时告诉医生。

(2)颈椎前路手术的并发症:除了一般的外科手术可能出现的并发症以外,颈椎前路手术最多见的并发症为椎体间所植入的髂骨块植骨不融合。其他的并发症,如植骨块脱出、椎间盘切除错误或者遗漏、植骨区感染、脊髓神经根损伤、喉上神经及喉返神经损伤、椎动脉损伤也有可能出现。手术区域血肿压迫气管导致呼吸困难而死亡,以及髂骨取骨区感染、疼痛等并发症均罕见,其中最严重的并发症是血肿压迫气管导致呼吸困难而死亡。

(3)颈椎后路手术的并发症:与颈椎前路手术一样,除了一般的外科手术可能出现的并发症以外,颈椎后路手术也可能出现术后局部血肿压迫脊髓、手术中脊髓神经根损伤、手术后脊髓神经根的反应性水肿、术中硬脊膜损伤导致术后脑脊液漏、颈椎椎管扩大不充分或术后扩大的椎管塌陷、手术中定位错误,以及椎管内感染导致死亡等并发症,其中最严重的并发症是椎管内感染导致死亡。

另外,颈椎后路手术后,部分患者可能出现头颈部的活动幅度下降,以颈部的后伸受限较多,但对日常生活并无大影响。

问:颈椎病手术后的注意事项有哪些?

答:任何手术的成功,除了在术前充分准备、术

第五章 颈椎病的治疗

中良好操作外,术后的观察、护理等也同样起着十分重要的作用。颈椎病的手术由于其解剖位置的特殊性,因此手术后的处理相当重要。据报道,颈椎病手术意外一般在手术后早期出现,尤其是术后24小时内,是并发症多发的危险期。

(1)医护人员注意事项:在手术完毕、患者回到病房时,医生、护士应准备好输液架、血压计、气管切开包、氧气瓶、吸引器等急救物品,以备应急之用。要及时观察血压、脉搏,密切注意呼吸情况,若出现呼吸困难,且伴有颈部增粗,要考虑可能是颈深部的血肿压迫气管所致,应立即采取紧急措施。同时,要注意头颈部的制动,减少颈部活动的次数及幅度。头颈两旁各置沙袋1个,以固定头颈部。切口处压以无菌巾包裹的200～250克沙袋1个,以减少出血,防止植骨块或人工关节的滑出。此外,为了预防脊髓反应性水肿,可给予50%葡萄糖注射液、地塞米松、甘露醇等药物。同时,也可适当给予抗生素预防感染。

(2)患者注意事项:要按照医生、护士的要求,不随意起床活动,以防不测。为减少呼吸道分泌物,除了蒸气雾化吸入外,应多吃冷饮,以减少咽喉部水肿、充血。为防止肺部并发症,应做深呼吸,有痰时应争取努力咳出来。为预防尿路感染,要争取尽早拔除导尿管,尽可能自行排尿。为有利于早日恢复,可在床上进行一些四肢小范围的活动。

尽管颈椎手术后存在一定的危险性,但只要医生、护士和患者共同配合,这些危险性是可以大大减少的。

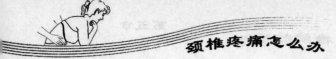

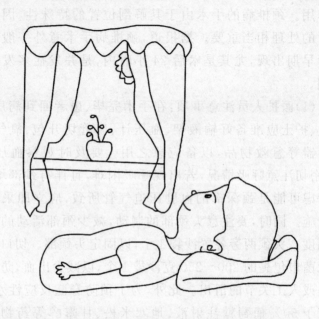

问：颈椎病患者手术后如何做复查？

答：患者在出院之前，医生都会给患者拍一张颈椎片，看一看植入的骨块是否有脱出，钢板螺钉是否有松动。出院1个月以后，也要回医院拍片复查。如果没有异常，在手术后3个月再拍片复查1次，主要目的是看一下植入的骨块是否已经融合，钢板螺钉是否有松动。如果骨块没有融合，每隔1个月复查1次直到融合。当然，如果患者有什么不适，随时可以去复查，不要拘泥于医生指定的复查时间。

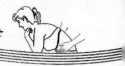

第五章 颈椎病的治疗

颈椎病患者术后复查一般需要做一些常规的临床体检,如肌肉的力量、病理反射等。当然还要拍颈椎的X线片,看一下植入的骨块是否已经融合,钢板和螺钉是否有突出和松动。还可以根据需要进一步行CT或磁共振检查。

复诊时,患者要带好以前的病历和所有的片子及检查资料,有出院记录的最好也带上,这样医生可以对比一下手术前后的病历资料,判断患者的恢复情况和手术效果。患者在疾病的治疗过程中一定要保存好自己的病历和各种检查报告及影像学资料,这样方便医生了解患者的病情,制订合适的治疗方案。

复诊时最好是找原来的手术医生,因为他对患者的病情和手术过程更加了解,可以较好地判断手术后的效果,也容易发现问题。当然,找其他的专科医生也是可以的,如果手术以后仍有问题的患者,也可以找其他的医生看一下。这样有助于发现手术中的缺陷和不足,患者可以根据自己的情况决定。

第二节　颈椎病的中医疗法

问:治疗颈椎病常用的中药有哪些?

答:颈椎病患者常用的中药有以下几种。

(1)活血化瘀药:活血化瘀药具有活血散瘀、消肿止痛的作用。临床经常应用于骨折及软组织损伤、局部肿痛、关

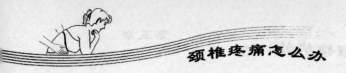

节疼痛及肢体活动功能障碍等疾病。各型颈椎病患者均可以使用这类中药。常用的活血化瘀药有三棱、莪术、红花、苏木、姜黄、赤芍、牡丹皮、乳香、没药、当归及黄酒等。

(2)祛风通络药：祛风通络药具有祛风除湿、通络止痛等功效。临床可以应用于风湿性关节炎、类风湿关节炎、关节肿痛、肢体活动障碍、各种软组织损伤、皮肤瘙痒、湿疹等疾病。颈椎病也是适应证。常用的祛风通络药有桑枝、桑寄生、透骨草、五加皮、威灵仙、海桐皮、桑枝、鸡血藤、路路通、寻骨风、络石藤等。

(3)解表散风药：解表散风药具有疏通腠理、发散表邪的作用。临床上多应用于一些急性及表浅的疾病。软组织损伤、关节疼痛、肢体功能障碍以及皮肤病等都可以使用。颈椎病疼痛急性发作时可以使用这类药物。常用的解表散风药有葛根、桂枝、防风、羌活、荆芥、白芷等。

(4)理气止痛药：中医学认为，不通则痛，通则不痛。颈椎病患者多有疼痛，有时就是气血不通所致。使用理气药可以使局部气血流通，从而缓解疼痛。常用的理气药有陈皮、青皮、松节、佛手、川楝子等。

(5)补虚药：颈椎病患者有很多是由于肝肾亏虚、气血不足所致，所以补肝肾气血的药物经常被使用在颈椎病患者的治疗中。颈椎病手术后的患者使用的药物也有不少属于这类药。常用的补虚药有黄芪、党参、肉苁蓉、补骨脂、地黄、芍药等。

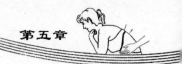

第五章 颈椎病的治疗

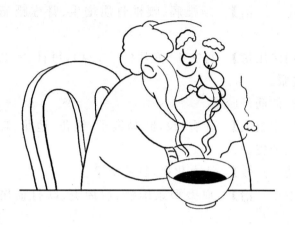

问：颈椎病常用的中成药有哪些？

答： 颈椎病常用的中成药，介绍以下几种。

(1) 骨质增生丸

【药物组成】 熟地黄、肉苁蓉、骨碎补、鹿衔草、鸡血藤、莱菔子等。

【功　　效】 补肾活血化瘀。

【主　　治】 颈椎病、腰椎骨质增生、跟骨刺等。

【用法用量】 每次1~2丸(3.5~7克)，每日2次，温开水送服。

(2) 骨仙片

【药物组成】 骨碎补、仙茅、熟地黄、黑豆、女贞子、枸杞子、牛膝、金樱子、防己。

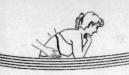

【功　　效】　助阳滋阴,强化筋骨。

【主　　治】　颈椎病、腰椎骨质增生、肾虚腰痛、跟骨刺等。

【用法用量】　每次4～6片(2～3克),每日2～3次,温开水送服。

(3)伸筋丹胶囊

【药物组成】　乳香、没药、马钱子、红花、地龙、骨碎补、防己、五加皮。

【功　　效】　活血化瘀,舒筋活络。

【主　　治】　血瘀型颈椎病、肩周炎、跌打损伤、筋骨折伤。

【用法用量】　每次5粒(0.75克),每日2次,饭后服用。

(4)天麻头痛片

【药物组成】　天麻、白芷、川芎、荆芥、当归、乳香。

【功　　效】　养血祛风,散寒止痛。

【主　　治】　颈椎病、头痛、肩周炎等。

【用法用量】　每次3～5片(3～5克),每日3次,温开水送服。

(5)风湿镇痛片

【药物组成】　丁公藤、黑老虎、桑寄生。

【功　　效】　祛风胜湿,舒筋活络,消肿止痛,活血化瘀,行气止痛,补肝肾,强筋骨。

【主　　治】　各种痹证、颈椎病、肩周炎等。

【用法用量】　每次4～5片,每日3次,温开水送服。

第五章 颈椎病的治疗

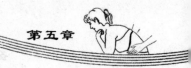

(6)六味地黄丸

【药物组成】 熟地黄、山茱萸、山药、茯苓、牡丹皮、泽泻。

【功　　效】 滋补肾阴,填精益髓而生血,补益肝肾,涩精、敛汗,补脾阴而固精,清泄肝火,清热利尿,泻火利湿。对肝肾阴虚证,最为合适。

【主　　治】 颈椎病、肩周炎、腰椎增生、小儿发育不良、糖尿病等。

【用法用量】 每次6~9克,每日2次,温开水送服。

(7)金匮肾气丸

【药物组成】 肉桂、附子、熟地黄、山药、山茱萸、牡丹皮、茯苓、泽泻。

【功　　效】 本方为治肾阳虚衰、命门火不足的代表方。

【主　　治】 颈椎病、肩周炎、肾阳虚腰痛、跟骨刺等。

【用法用量】 每次1丸(6~9克),每日2次,温开水送服。

(8)小活络丹

【药物组成】 胆南星、川乌、草乌、地龙、乳香、没药。

【功　　效】 温经活络,祛风除湿,祛瘀止痛。

【主　　治】 风寒、痰湿、血瘀型颈椎病,肩周炎,腰腿痛,中风,风湿痹痛。

【用法用量】 每次1丸(6~9克),每日2次,温开水送服。

(9)寒湿痹冲剂

【药物组成】 制附子、制川乌,生黄芪,桂枝、麻黄、白术、当归、白芍、威灵仙、木瓜、细辛、蜈蚣、炙甘草。

【功　　效】　温阳祛寒逐湿。

【主　　治】　寒湿型颈椎病、肩周炎、风湿性关节炎、类风湿关节炎。

【用法用量】　每次10～20克,每日2～3次,温开水送服。

(10)大活络丹

【药物组成】　人参、茯苓、白术、甘草、熟地黄、赤芍、川芎、当归、蕲蛇、地龙、僵蚕、枸杞叶、骨碎朴、威灵仙、麻黄、防风、羌活、草乌、葛根、肉桂、丁香、沉香、木香、香附、乌药、藿香、青皮、豆蔻、乳香、没药、血竭、松香、何首乌、熟地黄、龟甲、大黄、黄连、黄芩、玄参、贯众、细辛、麝香、安息香、天麻、全蝎、天南星、牛黄。

【功　　效】　舒筋活络,祛风止痛,除湿豁痰。

【主　　治】　神经根型、脊髓型颈椎病,风寒型肩周炎,周身关节疼痛,或伴肿胀、重着麻木、肢节屈伸不利之痹证,中风等。

【用法用量】　每次1丸(3克),每日2次,温开水或温黄酒送服。

(11)豨莶风湿丸

【药物组成】　豨莶草、威灵仙、防己、桑寄生、桑枝、槐枝。

【功　　效】　祛风除湿,舒筋活络,补肝肾,强筋骨,养血通络。

【主　　治】　风湿型颈椎病、肩周炎、风湿痹痛、腰痛等。

【用法用量】 每次1丸(9克),每日3次,温开水送服。

(12)舒筋活络丸

【药物组成】 五加皮、胆南星、川芎、豨莶草、桂枝、地枫皮、独活、牛膝、当归、术瓜、威灵仙、羌活。

【功　　效】 祛风除湿,舒筋活络。

【主　　治】 风寒湿颈椎病、痰湿型颈椎病、肩周炎、风湿痹痛、腰痛。

【用法用量】 每次1丸,每日2次,温开水送服。

(13)壮骨伸筋胶囊

【药物组成】 淫羊藿、熟地黄、鹿衔草、骨碎补、肉苁蓉、鸡血藤、红参、枸杞叶、茯苓、威灵仙、豨莶草、葛根、延胡索、山楂、洋金花。

【功　　效】 补益肝肾,强筋健骨,活络止痛。

【主　　治】 肾虚型颈椎病、肩周炎、肾虚腰痛、痹证。

【用法用量】 每次1.8克,每日3次,温开水送服。

(14)壮骨关节丸

【药物组成】 狗脊、淫羊藿、独活、骨碎补、木香、鸡血藤、续断、熟地黄。

【功　　效】 补益肝肾,养血活血,强健筋骨,理气止痛。

【主　　治】 肾虚型颈椎病、肩周炎、肾虚腰痛、痹证、跟骨刺等。

【用法用量】 每次6克,每日2次,温开水送服。

(15)骨刺消痛液

【药物组成】 川乌、威灵仙、牛膝、桂枝、木瓜等。

【功　　效】 祛风散寒,通络止痛。

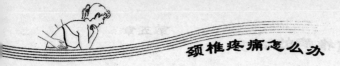

【主　　治】　风寒湿型颈椎病、肩周炎、风寒湿型腰腿疼痛、跟骨刺、风寒湿痹等。

【用法用量】　每次10～15毫升,每日2次,口服。

【注意事项】　乙醇过敏者忌用,孕妇忌用。

(16)舒筋活络酒

【药物组成】　羌活、独活、术瓜、防风、蚕沙、桑寄生、续断、当归、川芎、红花、川牛膝、玉竹、白术、红曲、甘草。

【功　　效】　本方为风寒湿痹药酒。能通经络,畅气血,使风寒湿邪尽去。

【主　　治】　风寒湿颈椎病、肩周炎、风寒湿痹、腰腿疼痛、跌打损伤。

【用法用量】　每次20～30毫升,每日2次,口服。

【注意事项】　孕妇慎用。

(17)祛风活血酒

【药物组成】　红花、鸡血藤、当归、乳香、没药、玉竹、独活、桑枝、川芎、枸杞子、红曲、肉桂、桑寄生、续断、牛膝、松节、木瓜。

【功　　效】　祛风活血,强筋壮骨,通络止痛。

【主　　治】　风寒湿型、血瘀型颈椎病,肩周炎,风寒湿痹,跌打损伤。

【用法用量】　每次20毫升,每日3次,口服。

(18)追风强肾酒

【药物组成】　五加皮、女贞子、白酒。

【功　　效】　本方为肝肾不足、风寒湿侵袭之痹药。

【主　　治】　肝肾不足型颈椎病,肩周炎,肝肾不足之风寒湿痹、腰痛。

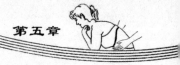

【用法用量】 每次15~20毫升,每日2~3次,口服。

问:治疗神经根型颈椎病的中药方剂有哪些?

答:中医学认为:颈椎病的主要病机是肝肾亏虚,精髓不足,气血衰少,骨失于濡养,风寒湿邪易于侵袭,痹阻经络,气滞血瘀。

神经根型颈椎病的用药多选择祛风散寒、活血通络、益气养血之品。

(1)芍葛汤

【药物组成】 白芍30克,葛根、威灵仙各20克,白芷、秦艽、当归各12克,川芎9克,细辛3克。

【功　　效】 散寒除湿,活血通络。

【主　　治】 神经根型颈椎病。

【用法用量】 水煎服,日服1剂。

(2)桃红二参汤

【药物组成】 黄芪、党参、丹参、川芎、白芍、生地黄、桃仁、红花、香附、地龙、葛根、穿山甲、土鳖虫、威灵仙(随症状轻重酌用药量)。

【功　　效】 益气养血,活络止痛。

【主　　治】 神经根型颈椎病。

【用法用量】 水煎服,日服1剂。

(3)补肾祛瘀通络汤

【药物组成】 当归、骨碎补、杜仲、淫羊藿、龟甲、鹿角霜、防风各10克,川芎、土鳖虫、桂枝各7克,鸡血藤、熟地

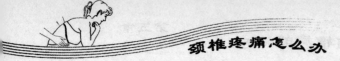

黄、煅龙骨、煅牡蛎、葛根、黄芪、威灵仙各15克,细辛3克。

【功　　效】　补肾养血祛瘀。

【主　　治】　神经根型颈椎病。

【用法用量】　水煎服,日服1剂。

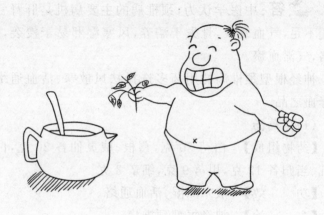

问:治疗脊髓型颈椎病的中药方剂有哪些?

答:脊髓型颈椎病的用药多选择养血活血通络、补益肝肾之品。

(1)鹿丹四物汤

【药物组成】　鹿衔草、丹参、熟地黄、当归、白芍、川芎、薏苡仁、威灵仙(随症状轻重酌用药量)。

【功　　效】　养血活血通络。

【主　　治】　脊髓型颈椎病。

【用法用量】　水煎服,日服1剂。

(2)颈痿汤

【药物组成】 炙黄芪、鸡血藤各30克,鹿角片、当归、骨碎补、牛膝、鹿衔草、木瓜各12克,龟甲、生地黄、熟地黄、淫羊藿、枸杞子各15克。

【功　　效】 活血通络,补益肝肾。

【主　　治】 脊髓型颈椎病。

【用法用量】 水煎服,日服1剂。

问:治疗椎动脉型颈椎病的中药方剂有哪些?

答:椎动脉型颈椎病的用药多选择养血活血、祛风化痰之品。

(1)丹参山甲芎芍汤

【药物组成】 紫丹参30克,炮穿山甲10克,三棱、莪术各6克,片姜黄、川芎、白芍各10克,葛根30克,全蝎3克,枸杞子、淫羊藿各10克,桂枝6克,防风10克,珍珠母或石决明30克。

【功　　效】 活血化瘀,益肾养血,祛风。

【主　　治】 椎动脉型颈椎病。

【用法用量】 水煎服,日服1剂。

(2)定眩冲剂

【药物组成】 天麻、僵蚕各3.6克,钩藤4.8克,茯苓6克,丹参、夜交藤各12克,白糖40克。

【功　　效】 活血通络,健脾化湿,平肝定眩。

【主　　治】 椎动脉型颈椎病。

【用法用量】 上药经加工制成冲剂,每包30克。每次15克,每日3次,口服。15日为1个疗程,疗程间隔2~3日。

(3)益气通络汤

【药物组成】 黄芪、葛根各30克,白芍20克,威灵仙、穿山甲、天麻、淫羊藿各10克,蜈蚣2条,土鳖虫8克,熟地黄15克。

【功　　效】 益气养血,舒筋活络。

【主　　治】 椎动脉型颈椎病。

【用法用量】 水煎服,日服1剂。

【加　　减】 头痛者,加川芎、蔓荆子;恶心呕吐者,加姜黄、羌活、鸡血藤;耳鸣、视物不清者,加枸杞子、山茱萸。

问:服用中成药的注意事项有哪些?

答:很多人认为西药不良反应较多,服用中成药更安全,其实服用中成药也有一些注意事项。

(1)注意用法用量:有些疾病尽管辨证和选药准确,但因用量不当也难以取得满意疗效。中成药用量一定要依据《药典》规定并结合病情、发病季节和个体差异等诸多因素,进行综合分析而确定。

(2)注意与西药的相互作用:中西药联用合理,可增强疗效,联用不当则会适得其反。因此,应在医生指导下合理联用,而不应盲目联用。

(3)注意辨证论治:不能仅凭药品说明书上的适应证盲目服用。如感冒有风寒、风热之分。风寒感冒应选用辛温

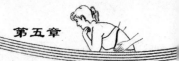

第五章 颈椎病的治疗

解表药如通宣理肺丸,若用辛凉解表药如银翘解毒丸反会使感冒迁延不愈。

(4)注意食物对中成药的影响:中医历来强调食物对疾病和药物的影响,即所谓"忌口"。如胃病属"寒证"时,服"温中"药物,禁吃生、冷、凉食物等。

(5)注意不良反应:严格遵守中成药用药指征,一旦出现不良反应要及时减量或停药。

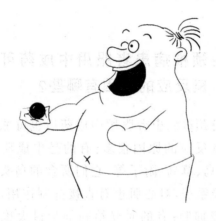

问:哪些颈椎病患者服用中药疗效不理想?

答:颈椎病在临床上有很多种类型。总的来说,中草药疗法适用于所有的颈椎病患者。当然,在具体使用的时候,会遇到一些疗效不佳的颈椎病患者,常见的有以下几种。

(1)脊髓型颈椎病患者,脊髓被压迫的情况比较严重

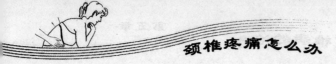

的,单纯使用中草药治疗是不够的。这时候就需要用手术治疗,以解除脊髓的压迫。当然,在手术的前后,可以一起使用中草药治疗,提高治疗效果,促进手术后的恢复。

(2)患病时间长的颈椎病患者,局部劳损比较严重,所以在短时间内的治疗效果就不一定明显。

(3)疼痛麻木等颈椎病症状比较剧烈的患者,单纯使用中草药治疗的效果也不一定好。

(4)有些患者对中草药不敏感,也会出现治疗效果不理想的结果。

问:颈椎病患者服用中成药可能出现不良反应的原因有哪些?

答:颈椎病患者服用中成药后也可能出现不良反应。出现不良反应的原因很多:有的是中成药本身含有有毒物质,如川乌、草乌、附子等,它们所含的乌头生物碱能损伤人体的神经系统,对心肌也有直接抑制作用,可以引起循环衰竭和呼吸抑制;有的时候给药剂量过大也会引起不良反应,药物的毒性与剂量紧密相关,短时间、大剂量的药物进入体内,易引起急性中毒;有的药物还会发生过敏反应。一般来说,应用致敏药物的次数越多,发生过敏反应的可能性就越大,病情越严重,治疗越困难,预后越差。药物过敏反应的发生与过敏体质密切相关。近年来,随着中西药物联合应用和复合制剂的出现,两者配合不当,亦可引起不良反应。

另外,出现不良反应有时是由于患者的个体差异引起

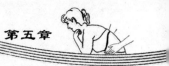

颈椎病的治疗

的。年龄、性别不同可造成对药物反应性的差异,儿童、老年人因对药物代谢能力较差,易引起毒性反应。有的药物的不良反应也存在性别差异。营养状况、健康状况、脏器功能、是否妊娠、胃肠的内容物也可以影响不良反应的出现。

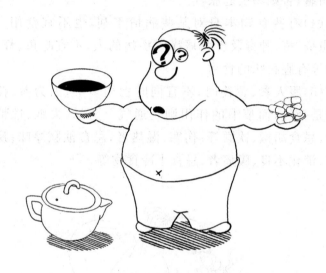

问:颈椎病患者服用中药时的禁忌有哪些?

答: 服用中药期间不要食用一些对药效有妨碍和对病情不利的食物,一般来说,应注意以下几点。

(1)服用清内热的中药时,不宜食用葱、蒜、胡椒、羊肉、狗肉等热性食物。

(2)在服用治疗"寒证"的中药时,应禁食生冷食物;服用发汗药时,忌食醋和生冷食物;服用补药时忌食茶叶、萝

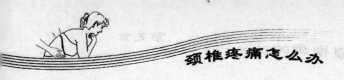

卜等。

(3)伤风感冒或出麻疹时,不宜食用生冷、油腻的食物,特别是不能进补,以免影响中药的解表作用,使风邪入里,加重病情。治疗因气滞而引起的胸闷、腹胀时,不宜食用豆类、白薯,否则易引起胀气。

(4)有些食物本身对某些病情不利,也不宜食用。例如,患疮、疖、肿毒及皮肤瘙痒等疾病的人,不宜吃鱼、虾、牛羊肉等有腥膻味的食物。

(5)服人参、黄芪时,不宜同时食用萝卜,因为参、芪的作用是补气,而萝卜的作用则是通气。头晕、失眠、性情急躁者,忌食胡椒、饮酒等;伤寒、湿热者,忌食油腻厚味;痰湿阻滞、消化不良、腹痛者,忌食生冷食物等。

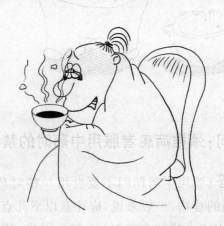

问:颈椎病患者如何自制中医药枕?

答:颈椎病是一种慢性病,应长期治疗。药枕作

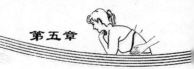

第五章 颈椎病的治疗

为一种辅助疗法,取材方便,制作简单,易被患者接受。

药枕即枕头的内芯填充物是中草药,除了具备一般的枕芯填充物所应有的质地柔软、透气性好的共性之外,主要是其具有治疗作用。

颈椎病患者使用的药枕所填充的材料主要是一些芳香开窍、活血理气、舒筋活络、疏风通痹的中草药。一般添加的中草药有荷叶、薄荷、石菖蒲、白芷、厚朴、桂枝、川芎、独活各 100 克。若颈项痛重,加僵蚕、羌活各 100 克;颈项酸困不适,加苍术、秦艽各 100 克;颈肩挛痛,加白芍、姜黄各 100 克;肢麻较甚,加全蝎 60 克、地龙 100 克;上肢活动受限,加桃仁、桑枝各 100 克;骨质增生,加威灵仙、炮穿山甲各 100 克。把这些药物混合加工,使之成为软硬适度的枕芯,用来防治颈椎病。

药枕的制作方法如下:①花类、叶类药物必须充分晾晒,搓成碎末;根茎、木本、藤类药物必须充分晾晒或烘干,粉碎成粗末后使用;矿物质、角质类药物必须打碎成米粒状碎块,或加工成粉状后使用;种子类药物必须去除灰尘,或清洗后晒干使用;芳香含挥发油一类的药物,一般不需加工炮制,可直接混入其他药末中使用。②药枕用布宜选用松、柔、薄、透气性能良好的棉布、纱布,以利于药物的挥发,不用化纤、尼龙、的确良等类的布料。③药枕底层枕芯可加垫塑料布一块,以防止药物渗漏,弄脏床单。④一般药枕的长度为 60~90 厘米,宽度为 20~35 厘米,也可根据个人的爱好和需求,制成各种形状及大小的药枕。

一般情况下,根茎、木本、藤类的药物多需晾晒或烘干,再粉碎成粗粉末即可使用。花、叶之类药物只要晾干后搓碎即可,小的花朵晾干后可直接使用,无须弄碎。矿石类或角质类药物只要打碎成米粒大小即可。冰片、麝香等贵重药品,易挥发,一般不要加工,将其直接与药末相混合即可。制作枕芯的包布多以纱布或棉布缝制,以便药物透发,在枕底部(靠近床面的一面)以塑料布遮挡,可防药物渗漏。枕芯的充填物质应选质地柔软、透气性好的材料,忌使用化纤、尼龙之品。日常生活中所用的饮后晾干的茶叶及荞麦皮等均为合适的材料,这些物质与上述加工好的药物相互混合可制成不同的枕芯。

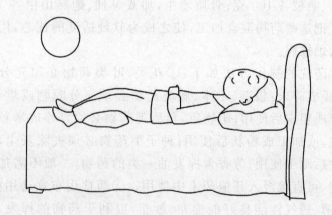

问:药枕治疗颈椎病的机制有哪些?

答:药枕治疗颈椎病的机制有以下几点。

(1)药物的渗透作用:枕心中芳香挥发、磁性成分的药物,可直接作用于皮肤、黏膜、五官九窍,渗入血脉之中,到

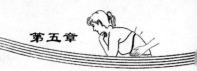

第五章 颈椎病的治疗

达病所,调理气血,扩张血管,醒脑安神,调整脏腑功能,达到治疗目的。

(2)调节血管神经作用:颈项及后头部分布有丰富的血管和神经,如颈外动脉、颈内动脉、椎动脉及相对应的各种静脉及其分支,主要神经也有十余支。药枕疗法可通过机械刺激的治疗作用及药物的功效,激动颈部的皮肤感受器、血管或神经干,调整其抑制和兴奋过程,调节血管及神经的功能,改善局部及全身的微循环,加快血液的流动,松弛血管和肌肉,促使人体内环境的相对稳定,治疗颈椎病等疾病。

(3)经络调节作用:颈项部为药枕的主要施治部位,几乎所有的经络均直接或间接地与颈项发生关系,有数十个重要的腧穴在颈项部分布,形成了一个相对独立的人体全息胚。药枕疗法可以通过机械刺激、药物刺激而激发颈项部的经络之气,使经络疏通,气血流畅,阴阳平衡,达到治疗作用。

问:适合颈椎病患者的中医药枕有哪些?

答: 下面介绍几款适合颈椎病患者的中医药枕。

(1)吴茱萸枕:吴茱萸叶2 000克。将上述药物晒干、粉碎,装入枕头。患者仰卧,将药枕垫在颈项部位即可。这种体位能确保药物进入风池、风府及大椎等颈后部穴位,充分发挥药效。适宜于头颈疼痛时使用,疼痛牵引颈项或肩背部,每遇天冷发作,热敷后好转。

(2)羌活胜湿枕:羌活、川芎、白芷各250克,藿香200克,细辛、蔓荆子各100克,荆芥、苍术各150克。将上述诸多药物晒干、粉碎,装入枕头。患者仰卧,以枕垫于颈后部及后背部即可。适宜于头痛昏重,颈项部酸胀不适,阴雨天加剧,背部沉重,肢体困重,或有恶心腹胀、消化不良等的患者使用。

(3)菖蒲枕:石菖蒲2000克。将药物晒干、粉碎,装入枕头。患者仰卧时,药物可通过颈后、背后的皮肤或穴位透入病灶;侧卧位时,药物可通过肩部及侧颈部的皮肤及穴位透入病灶。取仰卧位的患者的症状主要表现于颈后及背部;取侧卧位的患者的症状主要表现于肩部及上肢。适宜于湿邪偏胜的颈椎病,临床表现为头晕头痛、肢体困重、活动不便、少气懒言,症状在阴雨天加重的患者使用。

(4)决明枕:石决明、草决明各1500克。将上述药物晒干、粉碎,装入枕头。患者仰卧垫枕即可。治疗时,枕的位置应稍偏于后枕部,以便药物能接近头痛的部位。适宜于治疗颈椎病的表现以头胀痛为主,伴有眼花、耳鸣、心烦、失眠、血压不稳定或合并有高血压病的患者使用。

(5)菊花枕:菊花2000克。将菊花晒干后直接装入枕头。仰卧或侧卧均可。仰卧时,枕应稍偏于后枕部,以利于药物更能接近病变部位;侧卧位时,以病变侧接近枕头,则疗效更佳。如患者表现为左侧耳鸣、听力下降,左侧肩颈部不适,应取左侧卧位,反之亦然。适宜于颈椎病引起的头后部、头顶部疼痛、肿胀,伴有耳鸣、眼花、听力下降、记忆力下降的患者使用。

(6)桃叶枕:桃树叶2000克。将桃树叶烘干,搓成粗末,或将桃树叶直接装入枕头。患者仰卧或侧卧位时垫枕。适宜于颈椎病引起的头颈疼痛久治不愈,且部位固定不移,

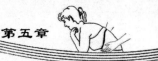

第五章 颈椎病的治疗

痛有定处,夜间加重,或向肩臂部放散的患者使用。

(7)蚕沙枕:晚蚕沙150克。将晚蚕沙烘干,制成粗末,放入枕头中央即可。患者仰卧或侧卧时垫枕。适宜于颈椎病引起的头颈、肩背部疼痛、刺痛,痛有定处,位置较为固定的患者使用。

(8)活血枕:当归、川芎、肉桂、红花各500克,三七250克。将上述各种药物晒干,制成粗末,放入枕头。患者仰卧或侧卧时垫枕即可。由于该药枕的药物具有很强的温经活血作用,可引起头颈部组织血液循环加速,在患者出现咽、喉、鼻等处干燥或出血时,应终止使用,改用其他药枕进行治疗。此外,体质虚弱的患者应慎用。适宜于颈椎病(主要为椎动脉型颈椎病)引起的头晕目眩、视物不清、视力下降、听力下降、耳鸣、记忆力下降等的患者使用。

(9)当归枕:当归1 500克,黄芪1 000克,白术、熟地黄、川芎、白芍各500克,葛根100克。将上述药物晒干,制成粗末,相互混合装入枕头。患者仰卧或侧卧时垫之即可。由于该方以补益为主,治疗的对象应以虚损体质为主,且治疗时间一般很长,应坚持治疗3~6个月方可见效。适宜于体质虚弱并患有颈椎病者,表现为头晕眼花,劳累时发作,休息好转,伴有少气懒言、心慌、多汗的患者使用。

(10)桑葚枕:桑葚、干地黄各1 000克,牡丹皮、藿香、巴戟天、杜仲各500克。将上述诸多药物烘干,制成粗末,相互混合,放入枕头。患者仰卧或侧卧时枕之即可。如果患者表现为腰部酸痛、怕冷等,可在腰部垫枕,亦可在腰部及颈部各用一枕。适宜于颈椎病(多为椎动脉型颈椎病)及体质虚弱者,表现为头晕、头痛、精神不佳、记忆力下降、耳鸣、听力下降,伴有腰酸、怕冷的患者使用。

(11)竹茹枕:竹茹2 000克,豨莶草200克,陈皮500克。将豨莶草和陈皮烘干后加工成粗末,与竹茹相混合装入枕头内。患者仰卧或侧卧时枕之即可。适宜于颈椎病引起的头晕目眩、恶心、胸闷心烦的患者使用。

上述药枕为最常用的几种。在对颈椎病的治疗过程中,患者可根据自身的实际情况,随证加减,灵活选用药物,以便取得更佳疗效。

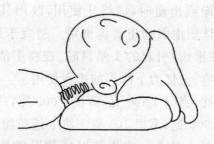

问:药枕疗法的注意事项有哪些?

答:药枕疗法在临床应用时,应该注意以下几点。

(1)药枕制作除特殊要求外,一般需选用透气性能良好的棉布或纱布做成枕芯,不用尼龙、化纤类。药物一般不可潮湿,否则会失效。

(2)药枕不使用时最好用塑料包封,防止有效成分散发,并放置于阴凉干燥处,防止霉变。一般使用2~3周后,应该放在阳光下晾晒几小时,以保持药枕枕形及药物的干

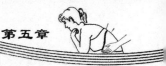

第五章 颈椎病的治疗

燥度。

(3)药枕在枕前一般多要求患者松衣,饮一两杯温开水,防止芳香类药物耗伤阴津。并要求患者全身放松,静心宁神,若能配合内养功、六字诀等养生功疗法,效果更好。

(4)药枕疗法的效果缓慢而持久,患者要耐心坚持,绝不可三天一枕,五天不用。一般每天至少要枕6小时,连续枕2~3周即见疗效。

(5)对在使用药枕过程中,原发病加重或未改善者,应及时到医院就诊,不能因为单用药枕而延误病情,必须及时采取其他行之有效的中、西医疗法。

(6)急危重症的患者使用药枕,只能作为辅助治疗手段。

问:药枕疗法的不良反应有哪些?

答: 药枕疗法由于药物不直接进入人体,不良反应还是比较少的,但有时也会遇到一些问题。

有些患者使用药枕后出现过敏,局部皮肤会出现潮红发痒,或出现痒性的丘疹,或出现全身轻度的瘙痒,或局部皮肤出现水疱;重症患者可能会出现咳嗽、胸闷、心动过速,甚至血压下降。遇到这种情况,轻症患者应尽快除去药枕,即可自愈;重症患者需服用抗过敏药物,必要时要去医院治疗。

有的患者会感到枕处不适,进而影响睡眠。这种情况的出现主要是由于药枕的高低、长短和枕质的软硬、温凉不适合所致。可以根据自己颈项部的大小、长短、肩宽等,以及平时的睡卧习惯加以重新制作。

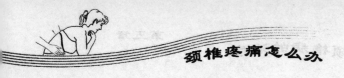

有的患者使用药枕疗法后出现头晕、头痛的情况。这是枕疗后过度扩张了头颈部周围的血管所致。出现这种情况时，一方面可减少患者枕疗的时间，或少时多次；另一方面可减少药枕中的药物含量。必要时可根据辨证分型重新换制一个新枕。

有的患者使用药枕一段时间后出现口燥咽干、鼻孔干燥或口渴等症状。处理这种情况可以在睡药枕前服用20毫升的温开水，或在白天增加饮水量，亦可配合一些滋阴生津养液类中药，如麦冬、玄参、石斛、天冬等。必要时可减少药枕中气味芳香类药物的含量，或重新制作一个具有生津养阴作用的药枕。

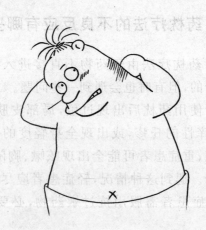

问：适合颈椎病的中药酊剂外擦法有哪些？

答：酊剂外擦法是将中药提取，用强渗透剂为载体，制成酊剂外搽患处，使药物直接作用于患处。常用主要

第五章 颈椎病的治疗

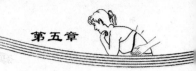

有以下几种。

(1)云南白药酊

【药物组成】 (略)

【功　　效】 活血化瘀,消肿止痛。

【主　　治】 瘀血型颈椎病、肩周炎、跌打损伤、冻疮、风寒湿痹。

【用法用量】 选用毛刷蘸取药液直接涂于患处,用湿热毛巾盖于患处,并将热水袋放在湿热毛巾上热敷20～30分钟,使局部保持热度,每次2～5毫升,10日为1个疗程。也可搽涂患颈后用理疗器械如红外线、神灯等照射,照射期间可擦涂2～3次,每次照射40分钟。

(2)正红花油

【药物组成】 白油10%,白樟油10%,桂花油2%,桂醛3%,松节油35%,冬青油40%。

【功　　效】 祛风除湿,活血化瘀,消肿止痛。

【主　　治】 颈椎病、肩周炎、腰椎骨质增生、椎间盘脱出、跌打损伤、关节炎。

【用法用量】 同云南白药酊。

(3)骨友灵擦剂

【药物组成】 红花、鸡血藤、川乌、威灵仙、防风、蝉蜕、延胡索、何首乌、续断、冰片、陈醋、白酒。

【功　　效】 活血化瘀,舒筋活络。

【主　　治】 颈椎病、肩周炎、腰椎骨质增生、软组织损伤等。

【用法用量】 同云南白药酊。

问：中药热敷疗法如何治疗颈椎病？

答： 中药热敷疗法，即将具有活血化瘀、通经活络的各种中药，如防风、川芎、当归、红花、赤芍、乳香、没药、牛膝、羌活及威灵仙等各适量，放入纱布包中，缝好包口，将药包放入水中煮沸10分钟，取出药包，用毛巾包好放于患者颈部热敷20～30分钟，每日1次，10日为1个疗程，对风寒型颈痛效果非常好。

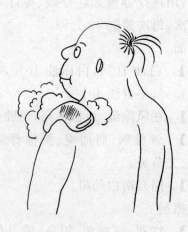

问：中药热敷疗法的注意事项有哪些？

答： 中药热敷可以治疗颈椎病，但这种方法并非人人适合、也不是什么时候都能使用，中药热敷应注意以下问题。

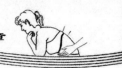

第五章 颈椎病的治疗

(1)女性月经期、妊娠期禁用热敷;过敏者、危重疾病患者、严重心脏疾病患者禁用热敷;出血性疾病者禁用热敷;血压高时禁用热敷;热证疾病禁用热敷。

(2)热敷时为避免热气走散,要加盖被子,做完热敷注意保暖,防止受寒着凉。

(3)热敷药使用时间不能过长,以免变质,需一天一换。

(4)热敷时患者感觉不适或有不良反应时,应立即停止热敷。

(5)患者做完热敷,要饮足量温开水,以提高药效发挥。

(6)热敷1个疗程后,病情没有改善和无效的患者应立即停止热敷,改用其他方法。

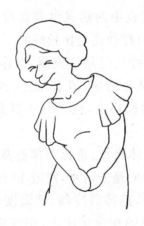

问:颈椎病的中药熏洗疗法有哪些?

答: 熏蒸疗法是一种通过药物蒸发的气体熏蒸身

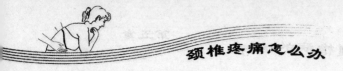

体的方法。一般是将药物煮沸,利用药水蒸气熏蒸患者病变部位。

药物经熏蒸作用在机体之后,它的挥发性成分就能通过皮肤吸收,在局部保持较高浓度,可以长时间发挥作用,能改善血管通透性、血液循环,加速机体代谢、排泄,促进炎性因子吸收,可以增强机体的防御、免疫能力,有助于颈椎病的康复。

熏蒸疗法治疗颈椎病的机制:通过药物热辐射作用使患部血管扩张,改善血液循环,具有温经散寒、祛风通络、活血止痛、补益肝肾之功效,从而达到治疗颈椎病的目的。

熏蒸疗法以皮肤为给药途径,蒸气热力作为传导媒介,药物渗透作用强,可达到全身各个地方,药物作用均匀,吸收速度快。治疗过程中的热强度要保持恒定,更有利于药物的稳定吸收,所以疗效还是比较好的。

颈椎病的熏蒸疗法是局部熏蒸,操作简单:取盆一个或恒温加热器,倒入适量药物、清水,之后加热到一定的温度,将患部放到盆上的栅格上,让蒸气可以直接和身体患部接触,即为熏蒸过程。

颈椎熏蒸的具体操作:选择颈部熏蒸设备,将药物置于电热瓶内,倒入1000毫升清水,浸泡40分钟,煎沸20分钟,之后加水400毫升,煎沸后冷却,把温度调节到48℃左右。患者采取仰卧姿势躺在熏蒸床上,把裸露的颈部对准熏蒸窗,接通电源,预置温度控制在48℃左右,1~2次/日,每次熏蒸30分钟,15日为1个疗程,可连续应用。

第五章 颈椎病的治疗

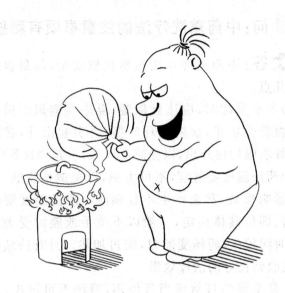

问：颈椎病的熏蒸处方有哪些？

答：以下为大家介绍2个颈椎病的熏蒸处方。

(1)取红花9克,川芎、桑枝、细辛各10克,牛膝、威灵仙各15克,陈皮、海桐皮、伸筋草、路路通各12克等。血瘀型,加乳香、没药各15克,三七10克,血竭4克;寒湿型,加桂枝、苍术各12克,附片9克;湿热型,加麻黄、荆芥各10克,茯苓15克;肝肾亏虚型,加桑寄生、独活各15克。此方有补益肝肾、祛风除湿、温经通络、宣痹止痛之功效。

(2)取伸筋草、透骨草、香樟木各50克,甘松、山奈各15克。此方有补益肝肾、祛风除湿、温经通络、宣痹止痛之功效。

问：中药熏洗疗法的注意事项有哪些？

答：中药熏洗疗法虽然比较安全，但是也需要注意以下几点。

（1）冬季熏洗时，应注意保暖，夏季要避风。熏洗后皮肤毛细血管会扩张，血液循环旺盛，会引起出汗，必须待汗止并穿好衣服后再外出，以免感受风寒，引起感冒等病证。

（2）药汤温度要适宜，不可太热，以免烫伤皮肤，也不可太冷而影响疗效，甚至产生不良刺激。药汤温度要根据年龄、病情、部位具体而定，一般以不烫手或能耐受为宜。如果熏洗时间较久，药汤变凉时，需再加热。只有持续温热熏洗，才能收到良好的治疗效果。

（3）夏季要当日煎汤当日使用，煎汤不可过夜，以免发霉变质，影响治疗效果和发生不良反应。

（4）在熏洗过程中，如患者感到头晕不适，应马上停止熏洗，卧床休息。

（5）应随时注意病情变化，如熏洗无效或病情反而加重者，则应停止熏洗，改用其他方法治疗。如熏洗有效则应坚持用药，切忌用用停停，影响疗效。

对于有急性传染病、重症心脏病、原发性高血压、脑动脉硬化症、肾病等疾病的患者，女性妊娠及月经期间，饱食、饥饿及过度疲劳时，均不宜使用熏洗疗法。

问：颈椎病常用的膏药有哪些？

答：敷贴疗法属于药物外治方法中的一种常用的

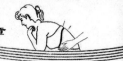

方法,是将药物通过加工后制成膏药及软膏,外贴于颈椎及相关穴位上,发挥治疗作用,具有简、便、廉、验的特点,很受颈椎病患者欢迎。不论外贴硬膏剂或软膏剂或软膏,均具有活血、消肿、消炎、止痛、舒筋、通络、温经、散寒、祛风、除湿作用。

(1)活血止痛膏(黑膏药)

【药物组成】 辣椒、干姜、生川乌、独活、甘松、樟脑、丁香油等。

【功　　效】 祛风除湿,散寒止痛。

【主　　治】 风寒湿型颈椎病、肩周炎、腰腿痛、跌打损伤。

【用法用量】 烘热软化后贴于患处,每贴2～3日。

(2)东方活血膏(黑膏药)

【药物组成】 生川乌、生草乌、红花、乳香、没药、羌活、独活、当归、木鳖子、天麻、雄黄、全蝎。

【功　　效】 祛风散寒,活血化瘀,舒筋活络。

【主　　治】 风寒湿痹所致的肩臂腰腿疼痛、肢体麻木。

【用法用量】 用少许白酒或乙醇搓擦患处至局部有微热感,将膏药加温软化后贴于患颈,每贴7日。

(3)镇江膏药(黑膏药)

【药物组成】 冰片、土鳖虫、肉桂、薄荷脑、乌梢蛇、生川乌、蜈蚣、羌活、天南星、独活、红花等。

【功　　效】 祛风止痛,化瘀祛瘀,消散顺气。

【主　　治】 颈椎病、肩周炎、跌打损伤、半身不遂。

【用法用量】 烘热软化后贴于患颈。

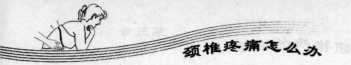

(4)伤湿祛痛膏(橡皮膏)

【药物组成】 川乌、草乌、干姜、麻黄、白芷、苍术、山楂、当归、茴香、薄荷脑、冰片、樟脑、冬青油。

【功　　效】 温经散寒,通络止痛。

【主　　治】 风寒湿型颈椎病、肩周炎、腰腿痛、关节疼痛、跌打损伤。

【用法用量】 视患病部位大小,选用一张或数张,贴于患颈。

(5)祛风活络膏(橡皮膏)

【药物组成】 生川乌、生草乌、辣椒、干姜、川芎等。

【功　　效】 祛风除湿散寒,舒筋活血止痛。

【主　　治】 颈椎病、肩周炎、腰椎骨质增生、椎间盘脱出、风湿性关节炎、类风湿关节炎、跌打损伤。

【用法用量】 外贴患颈。

(6)筋骨宁膏(橡皮膏)

【药物组成】 骨碎补、生天南星、续断、红花、土鳖虫、桃仁、乳香、没药、当归、蒲公英、羌活、透骨草、五加皮、樟脑、冰片、桉叶油等。

【功　　效】 活血化瘀,通络止痛。

【主　　治】 颈椎病、肩周炎、跌打损伤、风湿痹痛、闪腰岔气。

【用法用量】 视病处大小,贴于患处。

(7)关节炎热熨剂(热敷药)

【药物组成】 生川乌、独活、松节、姜黄、细辛、苍术、白芥子、川芎、红花、乳香、艾叶、樟脑、薄荷、桉叶油、铁粉等。

【功　　效】 祛风散寒,温经通络。

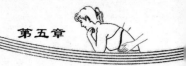

【主　　治】　风寒湿型颈椎病、肩周炎、胃寒痛、妇女小腹冷痛。

【用法用量】　使用时,撕去外层塑料袋,揉搓1～2分钟,使之发热,敷于患处,可持续24小时,若温度过高可垫毛巾。

(8)坎离砂(热敷药)

【药物组成】　防风、透骨草、当归、川芎、铁屑、米醋。

【功　　效】　祛风散寒,温经通络,活血止痛。

【主　　治】　颈椎病、肩周炎、寒性腿痛、关节痛等。

【用法用量】　将药粉和铁屑倒入碗内,混匀,每250克加米醋15克,立即拌匀,装入布袋,用棉垫盖严,发热后敷于患处,药凉后取下,再用时仍可拌醋15克,如前法,反复数次,直到不产热为止。每日1～2次,也有袋装去塑料纸后即自动发热,敷于患处,维持约24小时,不热可再换药。

【注意事项】　操作人员应戴口罩,以防吸入粉尘。注意保护眼睛,以免粉尘误伤眼球。掌握好坎离砂的温度,以免烫伤。

(9)复方新敷散(热敷药)

【药物组成】　川芎、红花、陈皮、柴胡、乌药、独活、干姜、艾叶、侧柏叶、铁粉等。

【功　　效】　祛风散寒,温经通脉,活血化瘀,通络止痛。

【主　　治】　颈椎病、肩周炎、腰肌劳损、坐骨神经痛、胃寒腹痛、妇人痛经等。

【用法用量】　拆去外包装,将内袋物搓揉均匀,发热后敷在患处。

（10）热敷袋（热敷药）

【药物组成】 铁屑、木屑、活性炭、氯化钠、蛭石等。

【功　　效】 温经散寒，通络止痛。

【主　　治】 颈椎病、肩周炎、腰腿痛、关节痛等。

【用法用量】 去掉外袋，轻揉内袋，即可发热，敷于患处约24小时。

（11）热敷贴（热敷药）

【药物组成】 铁粉、炭粉、食盐、磁体等。

【功　　效】 温经散寒，舒筋活血，消肿止痛。

【主　　治】 颈椎病、肩周炎、腰椎间盘脱出、关节痛等。

【用法用量】 揭开背面离型纸，贴于患处6～10小时。

问：常用于颈椎病的药浴疗法有哪些？

答： 用药浴治疗疾病有着悠久的历史，是中医学的一大特色。颈椎病由于各自的表现不同，病情轻重有别，可根据患者的具体情况选择适宜的药浴方法。以下是几种常用的药浴方法。

（1）海桐皮50克，桂枝30克，海风藤50克，路路通50克，加水1 000～1 500毫升，煎煮取汁，当温度下降后，用毛巾或纱布蘸取药汁，对颈、肩及背等病变部位擦洗，同时配合按摩治疗。每次治疗15～30分钟，每日1～2次。为了使药物更好地发挥作用，可将上述诸药相混合后，研末，以布包裹后再放入水中煎煮，使药汁充分浸出。如果患者的症状以上肢为明显者，可将上述药汁（趁热）倒入木桶内，将患

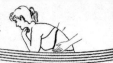

第五章 颈椎病的治疗

肢置于桶口,先以其蒸气对肢体进行熏蒸,等水温下降后,再予以浸泡。如果病变以下肢为主,可用药汁浸泡下肢或足,每日1～2次,每次15～20分钟。

(2)夏枯草50克,桑叶30克,菊花20克,加水1000～1500毫升,煎煮取汁后,将药汁倒入脚盆内,等水温下降后,将双足置于水中浸泡,同时双足相互搓揉,以促进气血流通。适用于颈椎病引起头晕、目眩、头痛及耳鸣者。

(3)艾叶250克,加水1000～1500毫升,煎煮取汁后,放入适量的温水中(盆内或浴池内),进行全身擦洗,每日1次,能改善全身的血液循环,促进新陈代谢,对颈椎病引起的周身困倦无力、肢体疼痛、沉重等,均有明显的改善作用。也可用艾叶煎煮的药汁对局部进行药浴治疗,即在药汁不烫手时,用洁净的毛巾浸泡于其中,并用毛巾在颈、肩、背及上肢部位反复擦洗数分钟,待水温下降后,再进行全身浸泡,这种方式的治疗可将擦洗时的手法、温水热疗及药物的作用共同结合起来。

(4)茯神30克,五味子20克,川芎20克,加水500毫升,煎煮后,以洁净的纱布蘸药汁在前额和太阳穴等处反复进行擦洗,每晚睡前1次,对颈椎病引起的心慌、失眠、多梦等有安神、宁心的作用。

(5)苍术100克,艾叶300克,羌活200克,防风200克,加水1000～1500毫升,煎水取汁后,以毛巾蘸药汁在颈、肩、背诸疼痛部位进行擦洗,待水温下降后,再以药汁将患肢浸润。每次治疗10～30分钟,每日1～2次。对颈椎病引起的上肢疼痛、沉重、麻木、无力、活动不灵活等有良好的治疗作用。

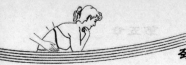

颈椎疼痛怎么办

(6) 生姜 50～100 克,切成薄片,放入 500～1 000 毫升热水中,浸泡片刻,待姜汁泡出后,以洁净的纱布蘸取药汁,在头颈和肩背等疼痛部位进行反复擦洗,也可直接用浸泡的姜片在患处擦洗。因生姜有辛辣刺激的作用,擦洗后,能改善患处的血液循环,促进气血流通,对颈椎病引起的头痛、颈项部疼痛,以及上肢疼痛、麻木和活动不便均有治疗作用。

(7) 黄芪、麻黄根各 150 克,白术、防风、艾叶各 100 克,加水 1 000～1 500 毫升,煎煮 30 分钟,将药汁倒入浴池内(池内的水温应适当,水量以能浸润全身为度),进行全身浸泡,每日 1～2 次,每次约 30 分钟,用于治疗颈椎病引起的汗多等症状。

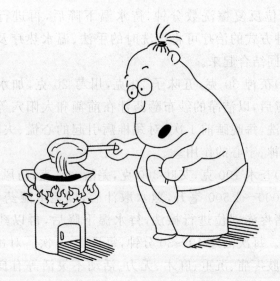

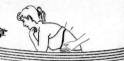

第五章 颈椎病的治疗

问:药浴疗法的注意事项有哪些?

答: 药浴是治疗颈椎病的方法之一,在进行治疗之前了解药浴的注意事项是非常有必要的。

(1)饭前、饭后30分钟内不宜进行全身药浴。饭前药浴,因胃肠空虚,洗浴时出汗过多,易造成虚脱。饭后立即药浴,可造成胃肠或内脏血液减少,血液趋向体表,不利于消化,可引起胃肠不适。

(2)临睡前不宜进行全身热水药浴,以免精神兴奋,影响睡眠。

(3)药浴时间不可太长,尤其是全身热水浴。因出汗较多,体液丢失量大,皮肤血管充分扩张,体表血液量增多,时间一长会造成头部缺血而发生眩晕。

(4)全身药浴后,应慢慢从浴盆中起身,以免出现直立性低血压,造成一过性脑缺血、眩晕。

(5)药浴时室温不应低于20℃,局部药浴时,应注意全身保暖,夏季应避风,预防感冒。

(6)药浴温度应适度,以免烫伤皮肤。

问:颈椎病可以用药酒疗法吗

答: 酒,素有"百药之长"之称,将强身健体的中药与酒"溶"于一体的药酒,不仅配制方便、药性稳定、安全有效,而且因为乙醇是一种良好的有机溶剂,中药的各种有效成分都易溶于其中,药借酒力、酒助药势,可充分发挥其效

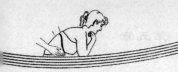

力,提高疗效。

中医理论认为,患病日久必将导致正气亏虚、脉络瘀阻,因此各种慢性虚损疾病常常存在不同程度的气血不畅、经脉滞涩的问题。药酒中含有补血益气、滋阴温阳的滋补强身之品,同时酒本身又有辛散温通的功效,因此药酒疗法可广泛应用于各种慢性虚损性疾病的防治,并能抗衰老、延年益寿。

药酒制作中常用的溶剂是白酒或黄酒,制作中要注意以下几个适度。

(1)适度地粉碎药物,有利于增加扩散,但过细又会使细胞破坏,酒体混浊。

(2)适度地延长浸出时间,但过长会使杂质溶出,有效成分破坏。

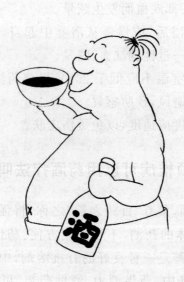

第五章 颈椎病的治疗

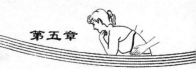

（3）适度提高浸出温度，但过热会使某些成分挥发，故有些药酒宜用温浸，有些药酒则应冷浸。

问：如何把握药酒治疗的剂量和疗程？

答： 颈椎病患者使用药酒治疗的时候，也要根据患者病程的长短、患者症状的轻重及患者的体质等来决定治疗的剂量和疗程。一般来说，服用药酒10～15日为1个疗程，病程长、症状较重的患者可以适当延长治疗的时间。普通的患者通常每日服用药酒2～3次，每次10～20毫升，症状较重、酒量较好的患者也可以适当增加服用的剂量。在服用药酒进行治疗的同时，也可以采用外擦的方法配合治疗，以提高疗效。

问：适合颈椎病患者的药酒有哪些？

答： 以下介绍几种适合颈椎病患者的药酒。

（1）茄皮鹿角酒

【材料】 茄皮120克，鹿角霜60克，烧酒500毫升。

【做法】 上药用烧酒适量（约500毫升）浸泡10日，去渣过滤，加红砂糖适量。

【用法】 每日2～3次，适量饮服。

【功效】 补肝肾，祛风寒。

【主治】 适用于颈椎病之肝肾亏虚者。

（2）乌梢蛇酒

【材料】 乌梢蛇1条，低度白酒500毫升。

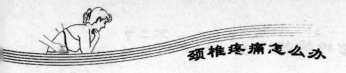

【做法】 将蛇置净瓶中用白酒500毫升浸3~4日后,即成药酒。

【用法】 每日2次,每次饮服15~20毫升。

【功效】 具有祛风湿,通经络,止痹痛的功效。

【主治】 用于神经根型颈椎病。

(3)丹参红花蛇酒

【材料】 红花30克,丹参200克,蕲蛇50克,60度白酒2 500毫升。

【做法】 将红花、丹参隔水蒸30分钟,晾干;蕲蛇剪碎,与红花、丹参一起放入坛中,加入白酒,密封置2周,启封即可饮用。

【用法】 每日2次,每次饮服20毫升。

【功效】 具有行气活血,祛风通络的功效。

【主治】 痰瘀交阻型、气滞血瘀型颈椎病。

(4)银环蛇酒

【材料】 银环蛇1条,60度白酒500毫升。

【做法】 将活银环蛇放入装有500毫升白酒的大口玻璃瓶中,加盖封口,1个月后启封饮用。

【用法】 每日2次,每次饮服15~20毫升。

【功效】 具有疏风通络,散寒止痛的功效。

【主治】 用于神经根型颈椎病。

(5)威灵仙薏苡仁酒

【材料】 威灵仙250克,薏苡仁3 000克,酒曲150克,低度白酒1 000毫升。

【做法】 将威灵仙碾成粗末;薏苡仁煮成粥状,冷却后掺入酒曲和威灵仙末,放入白酒缸中密封,置于温暖处,7日

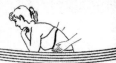

后表面有泡沫状,再滤去药渣即成。或将威灵仙、薏苡仁稍煮后,浸入白酒中密封浸泡7日即成。

【用法】 每日2次,每次饮服15～20毫升。

【功效】 具有祛风除湿,通经止痛的功效。

【主治】 用于痹证型颈椎病。

(6)复方红花酒

【材料】 红花20克,当归尾、赤芍、川芎各15克,官桂10克,低度白酒1000毫升。

【做法】 将以上5味同研为粗粉,浸泡于白酒中,密封瓶口,每日振摇1次,7日后开始饮用。

【用法】 每日2次,每次饮服1盅(约20毫升)。

【功效】 具有活血化瘀,温通经络的功效。

【主治】 适于气滞血瘀型、太阳经督脉型颈椎病患者饮用。

(7)蛤蚧蕲蛇酒

【材料】 蛤蚧1对,蕲蛇30克,低度白酒1000毫升。

【做法】 将蛤蚧去鳞片,切成小块,研为粗末;蕲蛇宰杀后去内脏,撑开腹部,烘干,与蛤蚧粉同入白酒瓶中,密封瓶口,每日振摇1次,2周后开始饮用。

【用法】 每日2次,每次饮服1小盅(约15毫升)。

【功效】 具有补肾益精,祛风利温,通络止痛的功效。

【主治】 适于肝肾不足兼风湿型颈椎病患者饮用。

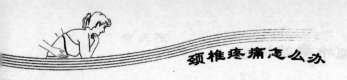

问：颈椎病药酒疗法的注意事项有哪些？

答：药酒用于内服时，一般以温服为好，有利于药效的发挥。滋补性的药酒可以在就餐时服用，慢慢地饮用。医学专家认为，一个体质正常的人，一般每日饮用酒量以每千克体重饮用1克酒为宜。但是由于每个人的体质不同，药酒的药性不同，其饮酒量因人、因酒而异。药酒如果作为外用，一般用药酒直接擦涂患处，一日可以擦5～6次。

使用药酒治疗疾病的时候，应注意饮酒要适量，切勿过多，对有低热盗汗、消瘦无力、颧红的阴虚火旺患者也要慎用药酒，因药酒大多辛温性燥，容易化火伤津。有些疾病如肝炎、肝硬化、消化性溃疡、浸润型或空洞型肺结核、癫痫、心脏功能不全、慢性肾炎、慢性结肠炎等均不宜饮服酒类。对酒精过敏的人，更不宜饮用药酒。孕妇也不宜饮酒。

问：颈椎病常用的指压法有哪些？

答：指压疗法是用手在患者身体的特定部位或适当的穴位上，运用一定指力的刺激而治疗疾病的一种方法。它以中医经络学说为指导，以针灸取穴原则为依据，以手代针，通过对相应穴位的压、掐等手法所产生的如针感、得气效果，达到调和气血、疏通经络、补虚泻实、散瘀解肌、祛邪除病的目的。常用的指压法如下。

（1）患者取正坐位，术者站在身后，用拇指按揉颈椎棘突两旁的肌肉，自上而下，每侧20～30次（图5-4）。

颈椎病的治疗

(2)手法同上,在两侧肩胛骨上施治,每侧2分钟。

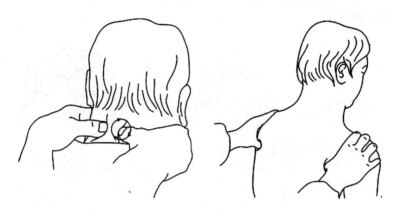

图 5-4 按揉颈椎棘突及肩胛骨

(3)用左手拇指在颈椎棘突旁的左侧肌肉处按揉,右手托住患者的下巴,做颈项的右旋。反之,左旋。每侧转动5~8遍(图 5-5)。

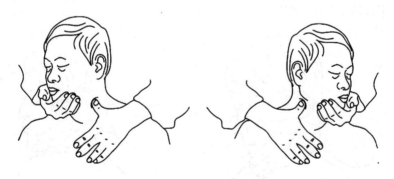

图 5-5 右旋、左旋颈部

(4)一手拇指按揉颈椎棘突,一手放在患者枕部,做颈项前屈 5 遍。然后将放到枕部的手放到前额,做颈项后伸 5 遍(图 5-6)。

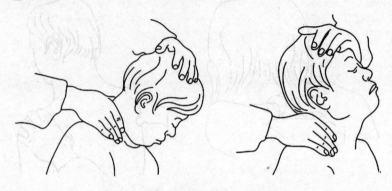

图 5-6 按揉颈椎棘突做颈部前屈、后伸

(5)双手放在患侧的下巴处,然后双手缓缓向上提起,做颈椎的拔伸,持续 1 分钟,再缓缓做颈项的左右旋转,每侧 5~8 遍。做完之后,再缓缓放下拔伸的颈椎。松解四周肌肉(图 5-7)。

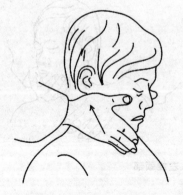 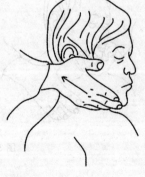

图 5-7 拔伸颈部

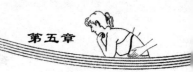

(6)按揉患者的曲池穴20～30秒(图5-8)。

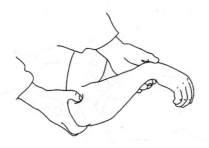

图5-8 指压曲池穴

(7)按揉患者的肩井穴20～30秒(图5-9)。

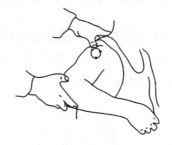

图5-9 按揉肩井穴

(8)按揉患者合谷穴20～30秒(图5-10)。

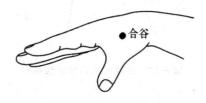

图5-10 按揉合谷穴

(9)捻搓患者的各个手指,搓揉上肢(图 5-11)。

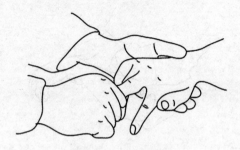

图 5-11 捻搓手指

问:颈椎病常用的自我指压法有哪些?

答:指压疗法治颈椎病能舒筋通络,活血止痛,缓解患者的各种症状,提高生活质量。常用的自我指压法如下。

(1)按揉风池穴和颈椎两侧(图 5-12)。

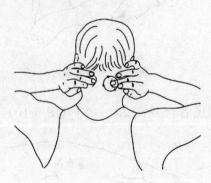

图 5-12 按揉风池穴和颈椎两侧

(2)从上而下擦摩颈椎(图 5-13)。

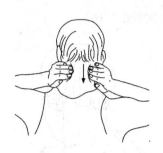

图 5-13　擦摩颈椎

(3)两掌相对擦摩颈项(图 5-14)。

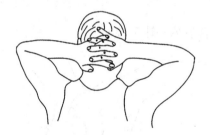

图 5-14　擦摩颈项

(4)按压大椎穴(图 5-15)。

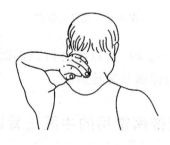

图 5-15　按压大椎穴

(5)按揉肩井穴(图 5-16)。

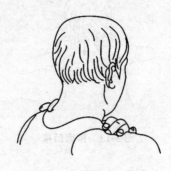

图 5-16　按揉肩井穴

(6)按揉合谷穴(图 5-17)。

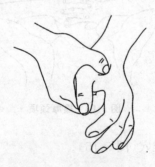

图 5-17　按揉合谷穴

在施行上述手法时,可以配合做颈部锻炼,两手握住颈部,向前后左右做伸屈及旋转运动。

问:颈椎病常用的中医正骨疗法有哪些?

答:颈椎正骨是一种技术性要求很高的治疗方

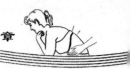

颈椎病的治疗

法,应由具有专业知识的医生进行,患者切勿在家里自行操作。患者可对其了解以便提升与医生的配合度。

(1)坐位整复:患者取坐姿,颈部屈曲20°,医生拔伸患者头颈1~2分钟,使椎间隙后方与小关节间隙增大而松开。再向棘突有压痛的对侧侧屈15°,医生一手食指、中指抵住所需整复部位对侧横突,另一手扶着同侧下颌部及上颈段,放正角度,双手同时对称挤压式用力(发力要快,幅度尽量要小)当听到或医生手感到"咔嗒"响声即可。

(2)仰卧整复:患者仰卧,枕一个薄枕头,使头自然前屈20°,松开椎间隙后缘及小关节,再向一侧屈曲15°。医生一手如握物状,用食指侧面抵住病变颈椎平面的横突处,另外一手接握对侧耳枕部,放正角度,双手同时做快速对称挤压式用力,幅度要小,医生手感到"咔嗒"声即可。

在手法整复过程中,软组织放松是成功的前提,功力寸劲的使用则是成功的关键。所谓功力寸劲指的是距离短、时间快、发力猝然,在极短距离内施行于对手的力。复位手法要求做到"稳准轻巧、力度适中、借力使力、动中求解"。

问:正骨手法的注意事项有哪些?

答: 为了保证颈椎病手法治疗安全,防止严重并发症发生,应当注意以下几点。

(1)操作前应该明确诊断,必须拍颈椎 X 线片或 CT、MRI 片,以排除骨质破坏性病变如肿瘤、结核等。

(2)严格掌握适应证与禁忌证,对颈椎间隙感染、椎体骨髓炎、颈椎先天性畸形、椎体骨桥形成及有高位脊髓压迫症状者,禁用手法治疗。

(3)对伴有严重心血管功能不全、老年人高血压、动脉粥样硬化、心律失常的患者,慎用手法治疗。对具有眩晕等椎动脉供血不足和动脉粥样硬化症状的患者,手法治疗前可以做改良的阿迪森试验,方法是患者仰卧,术者使其头部缓慢前屈30°,然后向各个方向旋转,如患者出现一度脑缺血症状为阳性,对这种患者进行手法治疗要格外小心。

(4)在施行旋转、侧扳手法时,最好在患者正常的被动活动范围结束时增大活动度,手法加力的特点是短暂、突然,使颈部活动在力的推动下超过一般的生理限度,但绝不可以超越解剖极限。

(5)手法操作应当做到稳、准、轻、巧,如手法中出现眩晕、恶心等症状,应该停止操作。

问:颈椎病的头部按摩法有哪些?

答:头部按摩可以疏经通络,解除患部肌肉和血管的痉挛,改善血液循环,促进病变组织的修复;同时有利于消肿止痛,整复小关节紊乱,缓解组织受压,从而减轻或消除临床症状。头部按摩配合功能锻炼治疗颈椎病,对神经根型疗效较佳。而对脊髓型颈椎病,则不适宜做头颈部按摩。因手法不当可致瘫痪甚至会有生命危险。

有效穴位有:经穴与经外奇穴;风池、风府、天柱、翳风、百劳、安眠、风岩、泽田等穴(图5-18)。

头穴:感觉区、运动区。

面穴:肩穴、手穴、背穴、臂穴等。

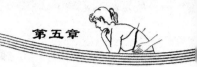

第五章 颈椎病的治疗

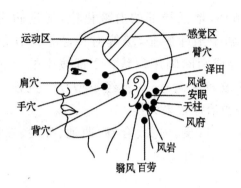

图 5-18 头部按摩有效穴

头部按摩法如下。

(1)用拇指指端按揉天柱、风池、风府、百劳、安眠、翳风、风岩、泽田等穴各 30～50 次,力度轻缓平稳,以酸胀为宜。

(2)用拇指桡侧缘直推感觉区、运动区各 30～50 次。

(3)按揉肩穴、背穴、手穴、臂穴各 50～100 次。

(4)用中指指端轻轻叩击感觉区、运动区各 30 次。

(5)拿捏风池 10 次,以局部有酸胀感为宜。

(6)由前向后用五指拿头顶,至后头部改为三指拿,顺势从上向下拿捏项肌 3～5 次。

(7)轻轻向上拔伸颈椎,勿用蛮力。

(8)小幅度摇动头部,左右各 10 转,速度适中。

问:颈椎病的手部按摩法有哪些?

答: 手部按摩可以解除患部肌肉和血管的痉挛,

改善血液循环,增强局部的血液供应,促进病变组织的修复;同时有利于消除肿胀,缓解对神经根或其他组织的压迫,从而减轻或消除临床症状。手部按摩配合功能锻炼治疗颈椎病疗效较为满意,对神经根型疗效尤佳。但是对脊髓型颈椎病的治疗效果欠佳。

选择列缺、后溪、内关、合谷、曲池、外关、三阳络、落枕(外劳宫)等穴位(图5-19)。

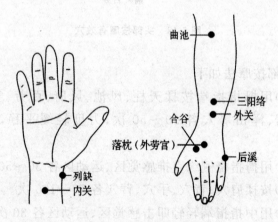

图5-19 手部按摩有效穴

按摩颈椎、颈项、大脑、肾、输尿管、膀胱、肺、肩、斜方肌、头颈淋巴结、胸椎、腰椎、骶骨、尾骨、甲状腺、甲状旁腺等反射区。

按摩手法如下。

(1)按揉或拿捏列缺、后溪、合谷、曲池等穴位各100次。

(2)点按颈椎、颈项、大脑、肾、输尿管、膀胱、肺、肩、斜方肌等反射区各100～200次。

(3)若有时间,可按内关、外关、三阳络、外劳宫等穴位和头颈淋巴结、胸椎、腰椎、骶骨、尾骨、甲状腺、甲状旁腺等反射区各50～100次。

(4)在按摩上述穴位的同时,轻轻地、慢慢地向各个方向转动头部,幅度由小渐大,这样效果会更好。每日按摩2次,10日为1个疗程。

问:颈椎病的足部按摩法有哪些?

答: 足底集合了身体的全部器官的反射区。通过治疗足底反射区即可对疾病产生令人惊奇的疗效。

反射区域有:三叉神经、大脑、小脑、颈项、尾骨内侧、骶椎、腰椎、胸椎、颈椎等反射区(图5-20)。

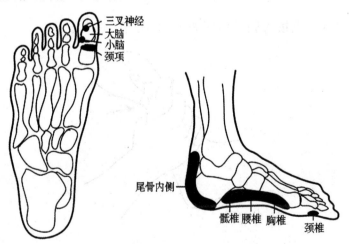

图5-20 足部按摩反射区

按摩手法如下。

(1)颈椎、颈项、三叉神经、小脑反射区用叩指法,各推压50～100次,力度稍重,以有痛感为佳(图5-21)。

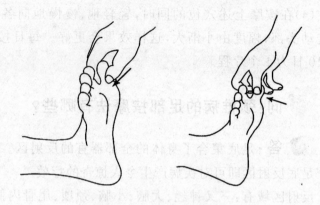

图 5-21　叩指推压有效区

(2)点按大脑反射区30～50次(图5-22)。

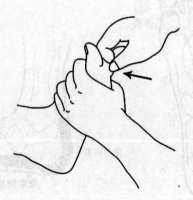

图 5-22　点按大脑反射区

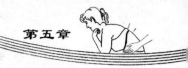

第五章 颈椎病的治疗

(3)推揉尾骨内侧、骶椎、腰椎、胸椎反射区30～50次，力度稍轻(图5-23)。

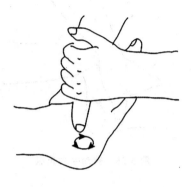

图 5-23 推揉有效反射区

(4)捻、揉、摇、拔各个足趾10分钟(图5-24)。

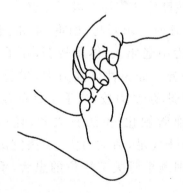

图 5-24 捻、揉、摇、拔各足趾

(5)分别转动左右足跟10分钟(图5-25)。

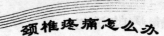

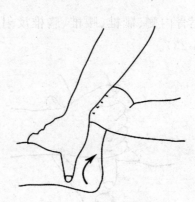

图 5-25 转动左右足跟

问：按摩疗法的注意事项有哪些？

答：按摩疗法需注意以下几点。

（1）手法治疗时力求轻巧、稳重、柔和、准确。因为颈椎病患者大多数为中老年人，体质较弱，在手法治疗时，应注意性别、年龄差异。如男性体强力大，耐受力较强，手法宜稍重；女性体质弱，耐受力较差，手法宜稍轻；老年人气血虚弱，肌肉无力，血管硬化，手法宜柔和、轻巧、准确、力到患部；年轻人则血旺气足，活动力大，手法宜沉稳、准确，力到患部深处。特别颈椎骨关节错位的患者，手法整复更要轻巧准确。

（2）注意患者脉搏，观察患者的血液循环有无障碍。

（3）注意患者的呼吸，观察患者的呼吸强弱。

（4）注意患者的体温，检查患者的体温。注意患者的血压，如果血压低，脉搏无力时，手法即应停止。手法治疗前

第五章 颈椎病的治疗

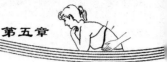

要明确诊断,注意反应,按顺序由远端到近端或循经取穴。

(5)白喉及各种急性传染病、颈椎结核、肿瘤、骨髓炎、颈部皮肤病、精神病、极度疲乏、饥饿或酒醉及孕妇等忌用手法按摩。

(6)按摩疗法不适宜于脊髓型颈椎病。怀疑患有颈椎病时,一定要首先确定所患颈椎病的类型后,再决定能否进行按摩治疗,以免造成严重的不良后果。

(7)按摩疗法对颈椎病并发颈椎骨质破坏性疾病(如结核、肿瘤等)一律忌用。

(8)对颈椎病并发心脑血管疾病和眩晕较重者忌用。

问:中医耳穴贴压药物治疗颈椎病的方法有哪些?

答: 耳穴治疗颈椎病的方法很多,目前应用比较多的是耳穴贴压药物法。耳穴贴压药物法是用质地较坚硬小粒药物种子(如王不留行、急性子、白芥子、绿豆等),药丸(如六神丸)或是其他硬物等贴耳穴治疗疾病的一种方法。患者每天可自行按压贴压物4~5次,以加强对穴位的刺激,稳定疗效。由于本法操作简便,花费较少,完全无不良反应,适应证广,故在国内外被广泛应用于慢性疾病治疗。

(1)操作方法

①探查耳穴,明确治疗用穴。贴压时可以根据颈椎病的发病部位及症状取穴与配穴。主穴:神门、交感、颈椎、颈。配穴:肾、肝、脾、枕、额、缘中、枕小神经点。主穴全选,随症选取配穴,有头晕症状者加枕、额、缘中(图5-26)。

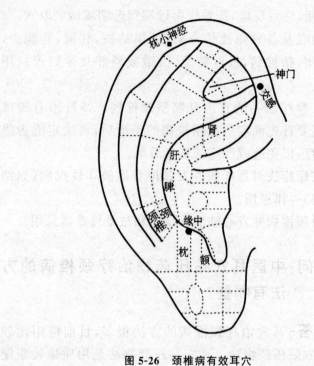

图 5-26 颈椎病有效耳穴

②擦洗耳郭,使胶布与贴压物容易贴牢,将贴压物如王不留行等贴在胶布上,左手固定耳郭,右手将已贴好药籽的胶布对准穴位贴压好。

③若选用绿豆做贴压物,可以先把绿豆切成两截,或分成两半,以其粗糙面贴在胶布上,以绿豆光滑面对准穴位贴压。

④耳穴压定贴好后,要稍微施加压力,每日患者可自行施压揉按 4~5 次,刺激强度要根据患者具体情况而定。年老体弱者手法宜轻,急症、体质强壮,以及经常室外作业耳

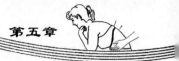

第五章 颈椎病的治疗

郭增厚、皮肤粗糙者,刺激手法要加重。一般用中等刺激手法。总之,以"得气"即耳穴处有酸、麻、热、胀痛等感觉为度。

(2)疗程:每贴压1次,贴压物可在耳穴上放置3~7日。急性期可短些,慢性者可长一些。5次为1个疗程,疗程间休息3~5日。

问:中医耳穴贴压药物治疗颈椎病的注意事项有哪些?

答: 注意事项有以下几点。

(1)要防止胶布潮湿和污染,避免贴压物贴敷张力过低和皮肤感染。

(2)对氧化锌胶布过敏者,可以改用其他膏药贴压,同时可贴压肾上腺、过敏区等耳区。

(3)夏季贴压,由于多汗,贴压时间最好不要过长。

(4)耳郭有冻伤、炎症时不要贴压。

(5)贴压后疼痛较甚者,一般只要局部稍微放松一下胶布或移动一下位置即可。

(6)一次贴压的耳穴不宜过多,一般以3~8个为佳。

(7)贴压后患者自行按压时,切勿揉搓,以免搓破皮肤造成感染。

问:颈椎病常用拔罐法有哪些?

答: 拔罐法具有温经通络、除湿散寒、行气活血、消肿止痛的作用。颈椎病的拔罐穴位选配见图5-27。

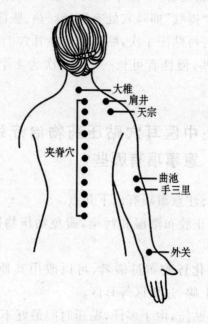

图 5-27　颈椎病拔罐有效穴位

（1）留罐法

【穴位选配】　夹脊穴、大椎、肩井、天宗、曲池、手三里、外关等穴（图 5-28）。

【拔罐方法】　患者取坐位或俯卧位，若颈痛拔颈部夹脊穴、大椎、压痛点。若肩背痛，加拔肩井、天宗；若上肢麻痛，加拔曲池、手三里、外关穴，留罐 10～15 分钟。每日治疗 1 次，10 次为 1 个疗程。

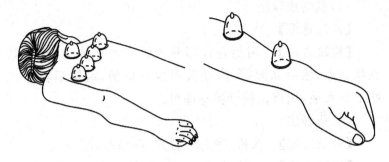

图 5-28　留罐法有效穴位

（2）走罐法

【穴位选配】　夹脊穴、大椎、肩井、天宗等穴（图 5-29）。

【拔罐方法】　患者取坐位或俯卧位，在颈部涂抹适量的按摩乳，选择大小适宜的火罐，用闪火法将罐吸拔于颈部夹脊穴，然后沿颈部脊柱两旁，做上下来回走罐数次，至局部皮肤潮红为度。

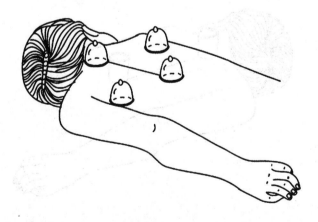

图 5-29　走罐法有效穴位

(3)刺络拔罐法

【穴位选配】 大椎穴

【拔罐方法】 用梅花针叩刺大椎穴及压痛点,至皮肤点状出血,然后立即拔罐,使拔出少量血液,起罐后擦净皮肤上的血液,用碘伏棉球消毒即可。

(4)药罐法

【穴位选配】 大椎、颈部夹脊穴、压痛点(图5-30)。

【拔罐方法】 先取防风、木瓜、秦艽、桃仁、红花、川椒、葛根、桂枝等各20克,用纱布包好,放入锅中煎煮30分钟,滤出药液。再将竹罐放入药中煮10分钟,然后用镊子夹出竹罐,甩去药液,迅速用干毛巾捂住罐口,趁热将竹罐扣于大椎、颈部夹脊穴、压痛点,留罐15～20分钟。每日治疗1次,10次为1个疗程。

总之,拔罐疗法具有方法多样、取材方便、操作简便、安

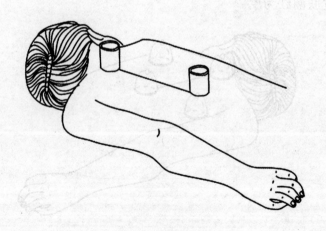

图5-30 药罐法有效穴位

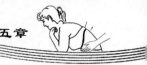

第五章

颈椎病的治疗

全度大、疗效好等优点,但是也受到施术部位肌肉瘦削、关节骨骼凹凸不平或是毛发丛多部位而不能吸附的限制,对皮肤过敏、溃破皲裂及高热、痉挛者禁用。

问:中医拔罐疗法的注意事项有哪些?

答:颈椎病患者拔罐时要注意下列事项。

(1)应选择适当的体位,拔罐过程中不能移动体位,以免火罐脱落打碎。

(2)应用闪火法拔罐时,应避免乙醇滴下烫伤皮肤。

(3)应用水罐法拔罐时,应去罐中的热水,以免烫伤患者的皮肤。

(4)应用刺络拔罐时,出血量以每次总量不超过10毫升为宜。

(5)应用针罐时,须避免将针撞压入深处,造成损伤,尤其在胸背部要慎用。

(6)坐罐时,注意掌握时间的长短,以免起疱。

(7)起罐时,以指腹按压罐旁皮肤,待空气进入罐中,即可取下。切忌用力硬拔。

(8)皮肤有过敏、溃疡及大血管部位不宜拔罐。孕妇腹部腰骶部须慎用。

问:中医的艾灸疗法对颈椎病的治疗作用有哪些?

答:艾灸疗法是借助艾叶的药理作用及燃烧时火

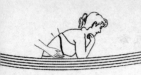

的热力,给人体以温热刺激,通过相关经络及腧穴起到强身健体、治疗疾病的目的,可单独治疗某些疾病,多与针刺疗法相配合,针、灸并用,治疗多种疾病。艾灸疗法用于治疗疾病的历史十分悠久,灸法所用材料,最初是运用燃烧的树枝来熏灼身体的一定部位,后来才发展为选用艾绒,并逐步形成了如今的艾灸疗法。

艾灸疗法的治疗作用有以下几点。

(1)温经散寒,舒筋活络:通过艾灸的温热刺激和艾叶的散寒功效,达到温经通络,散寒除湿,舒筋活络作用。

(2)活血祛瘀,温通经络:通过艾灸的热力和药力作用于颈部及相关穴位,起到活血化瘀,祛瘀通经作用。

(3)行气止痛,改善症状:通过艾灸,芳香气味及药力,起到行气消瘀,制止或减轻疼痛,改善颈椎病自觉症状的作用。

问:颈椎病可用的艾灸治疗法有哪些?

答:颈椎病的穴位选配有:大椎、肩井、天宗、曲池、阿是穴等穴(图5-31)。

分证论治:风寒痹阻,再加风门、风府等穴;劳损血瘀,再加膈俞、合谷、太冲等穴;肝肾亏虚,再加肝俞、肾俞、足三里等穴;上肢及手麻,再加曲池、合谷、外关等穴;头痛头晕,再加风池、百会、太阳等穴。

艾灸方法如下。

(1)采取伏案式坐位,用回旋灸法灸两侧颈椎夹脊穴,约5分钟。注意移动要缓慢,使热力渗透。灸颈椎夹脊穴有

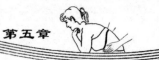

第五章 颈椎病的治疗

活血通络、理筋整复的功效(图 5-32)。

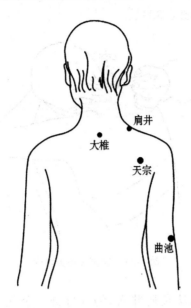

图 5-31　颈椎病艾灸的有效穴位

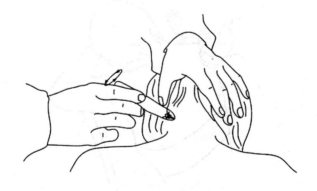

图 5-32　回旋灸法灸夹脊穴

(2)采用温和法灸大椎穴,约 5 分钟。可以通调督脉,治疗项强、背痛(图 5-33)。

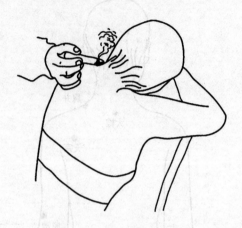

图 5-33 温和法灸大椎穴

(3)用温和法灸肩井穴,约 5 分钟。灸此穴能舒经活络,祛风散寒(图 5-34)。

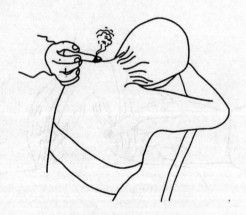

图 5-34 温和法灸肩井穴

(4)用温和法灸天宗穴,约 5 分钟。可舒筋活络,治肩胛痛(图 5-35)。

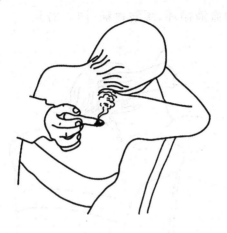

图 5-35 温和法灸天宗穴

(5)用温和法灸曲池穴,约 5 分钟(图 5-36)。

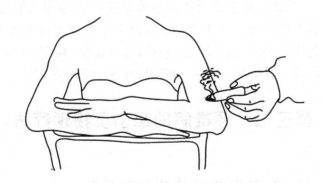

图 5-36 温和法灸曲池穴

(6)在阿是穴及颈椎综合征中自我感觉疼痛最明显处,采用温和灸、雀啄灸或回旋灸均可,灸5～10分钟。可直接促进患处的血液循环,缓解疼痛(图5-37)。

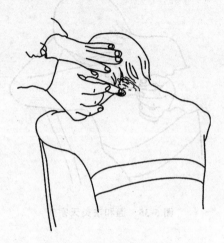

图5-37 灸阿是穴

(7)灸法结束后适当活动颈部和肩关节,效果会更好。

以上操作每日灸1次,10日为1个疗程。也可循经络走行灸烤,一般每次15～20分钟,每日1次,10日为1个疗程。间隔2日再进行下一个疗程,可连续多个疗程。

第三节 颈椎病的牵引及物理疗法

问:牵引疗法的功效有哪些?

答:牵引疗法的装备较简便、安全,能自行操作,

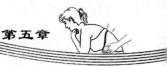

第五章 颈椎病的治疗

一般不会发生意外。此疗法主要有以下几方面的功效。

（1）对头颈部的制动作用：本疗法施行后，被牵引部位处在相对固定的状态，即使是让患者头颈部自然活动，由于其处于牵引力与反牵引力的平衡状态之下，患处不仅运动幅度有限，其颈椎排列亦处于正常状态，椎体间关节没有扭曲、松动及变位之虑。

（2）有利于突出物的还纳：椎间盘突出及脱出是一个延续过程，只要突出物还未与周围组织形成粘连，均有向原位还纳的可能。在牵引力作用下，尤其是轻重量的持续牵引，可使患节椎间隙逐渐被牵开，其范围为1～3毫米。如此对突出物的还纳非常有利，尤其是对早期和轻型病例效果更明显。

（3）恢复颈椎椎间关节的正常列线：在病变情况下，患病关节可出现旋转、扭曲、梯形变等各种列线不正现象。在牵引时，如果使头颈部置于生理曲线状态，随着时间的延长，其列线不正现象可以逐渐改变，再加以其他辅助措施及各种后期治疗，可使颈椎的列线不正完全恢复正常。但病程太久，且骨关节已有器质性改变者除外（图5-38）。

（4）可使颈部肌肉松弛：颈椎病患者由于脊神经后支作用，多伴有颈肌痉挛，不仅会引起酸痛，而且是构成颈椎列线不正的原因之一。通过轻重量持续牵引的作用能使该组肌群逐渐放松而获得治疗作用，这时如再辅以热敷则收效更快。

（5）使椎间孔牵开：随着椎间关节的牵开，两侧狭窄的椎间孔也可以同时被牵开，从而缓解其对神经根的压迫和刺激作用，对脑脊膜返回神经支及根管内的血管能起到减压作用。

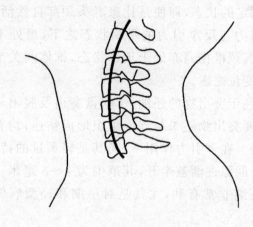

图 5-38　正常颈椎曲度

　　(6)可使椎动脉第二、第三段的折曲得到缓解：位于第六颈椎以上横突孔内的椎动脉，在其穿过诸横突时，除后期的钩椎关节增生外，早期主要由于局部松动与变位引起动脉折曲、狭窄及痉挛等现象。通过牵引，这种椎节不稳现象可以获得缓解；而因骨质增生所致者则无显效。

　　(7)减轻与消除颈椎局部的创伤性反应：患有颈椎病的情况下，特别是急性期，患病关节局部的软组织，尤其是关节囊壁，大多伴有创伤性反应，主要表现为水肿、充血、渗出增加等。通过牵引所产生的固定与制动作用，可使其比较迅速地消退，较药物及其他疗法更简便有效。

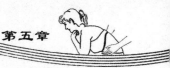

第五章

颈椎病的治疗

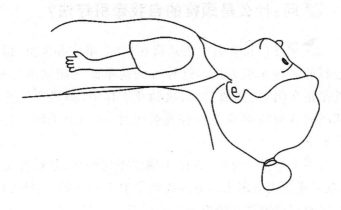

问：牵引疗法有没有不良反应？

答：绝大多数患者经过牵引治疗后，症状和体征都能得到不同程度的缓解，甚至完全消失。但也有少数患者在牵引中或牵引后症状加重，或者出现头晕、头后部发麻、颈背部疲劳等感觉。此时首先应改变牵引的体位和方向，如将前屈位改为中立位，减轻牵引重量；或者缩短牵引时间，找出适合自己的最佳牵引条件。同时还要寻找有无其他原因，如感冒、睡眠不好、过度疲劳等，并给予及时处理和调整。如果经过上述处理，症状仍不能缓解，甚至加重，应及时去医院复诊，由医生重新制订治疗方案。

问：什么是颈椎的自我牵引疗法？

答： 自我牵引疗法是指在家庭、单位办公室、宿舍内进行的一种牵引方法。这种方法简单而又能立即见效，尤其是正在出差、参加会议、执勤及工作中，如果突然感到颈部酸痛或肩背部及上肢有放射痛时，可马上采用。具体方法如下。

双手十指交叉合拢，举过头顶置于枕颈部，之后将头后仰，双手逐渐用力向头顶方向持续牵引 5～10 秒，连续 3～4 次即可起到缓解椎间隙内压力的作用。

自我牵引疗法可以使被牵引部位处于相对固定状态。牵引过程中，患者头部处于平衡状态，不仅运动幅度有限，而且其列线处于正常状态，不需要顾虑椎体间关节扭曲、松动或变位。

在牵引作用下，患节椎间隙逐渐被牵开 1～3 毫米，有利于突出物还纳。早期轻型患者，往往可出现患节扭曲、旋转、梯形变等各种列线不正等异常情况，在牵引时，随着时间的延长，可逐渐恢复头颈部的生理曲线，但是骨关节已有器质性改变者则难以实现。颈型与根型颈椎病患者，多伴有颈肌痉挛，引起疼痛和颈椎列线不正，通过自我牵引的作用可使该组肌群逐渐放松，如果再辅以热敷则收效更明显。随着椎间关节的牵开，两侧狭窄的椎间孔亦可以同时牵开，从而缓解其对神经根的压迫和刺激作用。

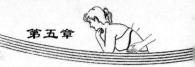

第五章 颈椎病的治疗

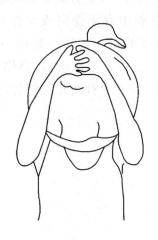

问：什么是颈椎病的坐位牵引法？

答：坐位牵引法多用于病情较轻或病情恢复后期还需继续牵引的患者，可在家中牵引。

使用坐位牵引的时候，首先需要确定好牵引场所，根据每人的工作与生活习惯选择光线明亮、通风好的地方。牵引时用的椅子以高低合适、坐垫松软并带有靠背为宜，务必保持腰背部舒适。牵引带的两端分开挂至牵引钩上，使其间距为头颅横径的1倍。如过窄则影响头颈部的血液回流，而过宽则会因下颌部受力点过于集中而造成局部皮肤受压。牵引力线应根据病情而定。对早期轻型病例，以颈部自然仰伸位为佳。髓核突出或脱出及椎体后缘骨刺形成者不宜前屈，而以椎管狭窄及黄韧带松弛或肥厚为主者则不

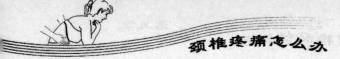

宜仰伸。在无医生指导下,牵引重量不应超过 2.5 千克。注意牵引线在牵引过程中有无受阻或摩擦力较大的部位,如有要设法消除。牵引物的高度以距地面 20～60 厘米为宜,过低易与地面相接触而失去作用,过高则有可能在牵引过程中撞击周围物品,如家中有幼儿者切勿过高。

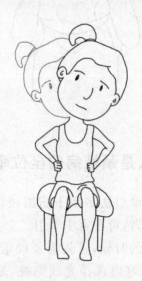

问:什么是颈椎病的卧位牵引法?

答: 卧位牵引若在床上牵引,应选择一个可用于牵引的床铺,除要求下方为木板外,还要求牵引侧可固定牵引滑车(或选用挂钩式牵引架),同时要求头侧床脚抬高 10 厘米左右。

(1)将牵引用具挂至或绑缚至床上的时候,应该根据牵

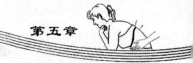

第五章

颈椎病的治疗

引力线的要求而选择好相应的水平位置。患者仰卧于床上,枕头高低应与牵引力线相一致。在牵引力下头颈部可按正常情况随意活动,但切勿过猛或超限。卧位牵引的时候,牵引绳及牵引重量较坐位容易受阻而失去牵引作用,应经常检查,注意避免。年迈、反应迟钝、呼吸功能不全及全身状态虚弱者,睡眠时不宜持续牵引,以防引起呼吸梗阻或颈动脉窦反射性心跳停止。此外,饮食不宜过饱,若在饱腹下牵引,不仅不利于消化,而且影响呼吸及心血管功能。

(2)对供血不足的椎动脉型颈椎病效果较好。对由于椎节不稳或髓核突出等造成脊髓前方动脉受压的脊髓型颈椎病疗效较佳。但此型颈椎病操作中易出现意外或加重病情,故应由临床经验丰富者操作,并密切观察锥体束征变化,一旦恶化立即终止。

(3)因椎节不稳、髓核突出或脱出而造成的根性颈椎病,以及症状波动较大的根性颈椎病,用此法疗效最佳。

符合以上3种适应证的患者才可进行大重量牵引法,切勿急于牵引。

问:什么是颈椎的大重量牵引疗法?

答:大重量牵引法是近年流行的一种简便疗法。它是利用接近体重的重量来对患者头颈部做短时间牵引,以恢复颈椎列线及椎间隙宽度,使向椎间隙后缘突出之髓核还纳,而起到对脊髓、脊神经及滋养血管的减压作用。但该牵引是一种专门技术,要求操作者不仅掌握牵引疗法,还应具有颈椎病的基本知识,未经严格训练者不宜单独进行,否则将造成操作失误或发生意外。

在操作大重量牵引法前,应常规拍摄颈椎正侧位 X 线片,以排除其他病变,便于治疗前后的对比观察。如发现牵引后症状加重应立即中断牵引,尤其出现 X 线片上椎体前阴影增宽者,表示已对前纵韧带造成损伤,要立即停止牵引。

对大多数患者来说,可采用一般牵引装置,附加一个弹簧秤或压力计,于牵引过程中根据需要增加牵引重量。一般在 20 千克以内为妥,持续时间不宜超过 1 分半钟。要随时注意在牵引过程中有无不良反应。间隔半分钟到 1 分钟后再次牵引,如此重复 3~5 次。

问:颈椎的大重量牵引疗法的适应证和禁忌证有哪些?

答:(1)大重量牵引疗法适应证

①对于因椎节不稳、髓核突出或脱出而造成的根性颈椎病,以及症状波动较大的根性颈椎病,用此法治疗效果最佳。

②对由于椎节不稳或髓核突出等造成脊髓前方钩动脉受压的脊髓型颈椎病疗效较佳。但此型颈椎病操作中易出现意外或加重病情,故应由有经验者掌握,并密切观察锥体束症状变化,一旦恶化则应立即中止。

③对于以钩椎关节不稳或以不稳为主伴有骨质增生所致的椎动脉供血不足的椎动脉型颈椎病疗效佳。

(2)大重量牵引疗法禁忌证

①年老体弱者,颈椎骨质有破坏性病变或全身有急性

第五章

颈椎病的治疗

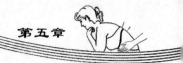

炎症,尤其是咽喉部有炎症者,以及凡牵引后症状加重者,如落枕(颈部扭伤)、心血管疾病等都不宜应用此法。

②对于拟行手术之患者,由于大重量牵引后易引起颈椎椎旁肌群及韧带松弛,以至于可能造成手术后内固定物或植入骨块滑出,故也不宜使用;对于枕颈或寰枢不稳定者虽有效果,但掌握不当可引起致命后果,故无临床经验者也不宜使用。

问:牵引不当对治疗颈椎病造成的不良后果有哪些?

答:颈椎是人体诸组织中结构最为巧妙的部位之一,由于其解剖位置与生理功能的特殊性,要求在治疗上严格遵循治疗量适中的原则。在治疗颈椎病时,手法太轻柔或牵引重量过小都达不到良好的疗效,反而会贻误治疗时机,但还不致明显加重病情。然而,任何粗暴操作不但无法达到预期效果,而且容易造成以下不良后果。

(1)易发生意外损伤:有些操作者在进行治疗过程中,如操作不当的大重量牵引,结果会使患者突然出现神经症状,甚至完全瘫痪,也有立即死亡者。此主要是由于操作不得要领,以致超过颈部骨骼和韧带的正常强度,或是由于颈部病变已形成椎间关节失稳或椎体破坏,稍微用力即出现脱位或骨折而压迫颈髓或脊神经根等。所以,在应用这些疗法前,要常规摄正侧位 X 线片,以明确判断局部骨关节状态而减少意外的发生率。

(2)易加速病变进程:任何超过颈椎骨关节生理限度的

操作,都可能引起局部创伤性反应。轻者局部水肿,渗出增加,粘连形成等。重者韧带会撕裂,并出现韧带和骨膜下出血、血肿形成、机化、钙化,甚至骨赘形成,从而加速了颈椎退行性变的进程。

(3)不利于今后的手术疗法:凡在手术前进行过粗暴操作者,不仅术中出血多,疗效欠满意,且恢复时间长,植入物也易滑出。这主要是因为局部创伤性反应较大,椎间关节韧带松弛,特别是以大重量牵引者,椎间关节韧带松弛,以致后颈部稍许后仰,植入物即有向外滑出之可能。

若牵引方法正确,颈椎牵引可缓解颈部肌肉痉挛,减少对椎间盘的压力。而牵引效果不好或是牵引时有诸多不适,则应放弃牵引。神经根的水肿消退需要2周以上,一般要坚持2~3周才能有肯定的效果。牵引时一般要求颈部轻度前屈20°左右,不能仰头牵引。

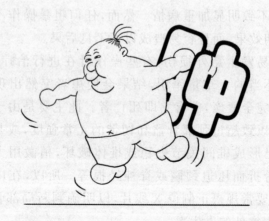

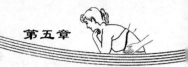

颈椎病的治疗

问：什么是物理疗法？

答： 应用天然或人工制造的声、光、电、热及磁等物理因子作用于人体，达到防治疾病的方法，称为物理疗法，简称理疗。

理疗应用广泛，具有其独特的医疗价值，是治疗颈椎病的一种辅助手段。颈椎病通常会出现顽固的颈肩痛，电疗和热疗都具有良好的缓解疼痛的作用。

当颈椎骨质增生压迫神经根与脊髓时，会致炎症反应。应用超声波、红外线、电疗、热疗等，能产生促进炎症消退、吸收水肿的作用。

炎症反应日久会造成组织粘连，手术后的患者通常有大量的瘢痕，理疗具有松解粘连、软化瘢痕的作用。

神经根与脊髓长期受压可致肢体麻木、肌肉萎缩，电疗能刺激神经根，兴奋脊髓，减轻麻木，促进肌萎缩的恢复。

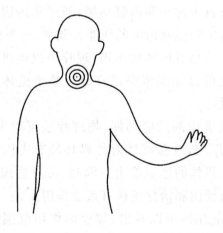

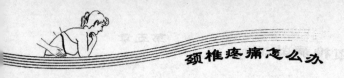

问：物理疗法的主要作用有哪些？

答： 物理疗法对机体所产生的治疗作用是多种多样的，且它们具有一些共同的性质和作用，主要作用如下。

(1) 消炎、消肿：几乎各种物理因素都可以引起身体发生充血性反应，其中温热疗法最明显，超短波、微波疗法作用于深层且持久。这些疗法可加速病理产物和炎症产物的排泄，因而起到消炎、消肿的作用。

(2) 镇静、镇痛：通过物理因素的刺激，可缓解肌肉、神经、关节及内脏的痉挛性疼痛。

(3) 缓解痉挛：主要是针对肌肉痉挛，特别是内脏平滑肌痉挛。同时部分理疗因素还可以松解粘连及软化瘢痕。

(4) 改善血液循环，增加组织营养：各种物理因素均可以引起人体组织产生充血反应，从而改善血液循环和组织营养，增强单核吞噬细胞系统功能。

(5) 调节自主神经和内脏功能：通过物理因素对反射区的刺激，对自主神经及内脏的功能有调节、平衡作用。

(6) 改善药物对机体的作用：理疗可以促进药物向组织器官渗入，也可以加强组织器官直至整个机体对药物的感受性和反应性。

(7) 增强机体的适应功能：物理疗法可以通过神经、内分泌系统的作用，改善机体对外界环境有害因素作用的适应功能，提高机体的适应能力。同时，部分物理因素有杀菌的功能，这对预防和治疗疾病有重要作用。

从以上的作用可以看出，理疗的作用范围还是很广泛

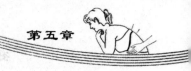

第五章 颈椎病的治疗

的。临床上一般将理疗用于炎症、各类损伤、粘连与瘢痕、溃疡、疼痛及功能障碍性疾病。理疗可以单独使用,更多的情况下是和其他治疗方法一起使用,从而达到较好的效果。

问:哪些颈椎病患者可以选用物理疗法?

答: 临床疗效观察表明,各型颈椎病均可以使用物理疗法进行治疗。一般来说,颈型与神经根型颈椎病疗效最好,椎动脉型和交感型次之,脊髓型疗效较差。为提高疗效,常常联合应用 2 种或 2 种以上的物理疗法。在使用物理疗法的同时,也可以采用一些其他的疗法。另外,对于手术等其他方法治疗颈椎病时出现的某些不良反应,如术后伤口疼痛、伤口愈合不利等,也可以使用物理疗法。

问:颈椎病的红外线疗法有哪些?

答: 红外线疗法是指利用红外线治疗疾病的方法。

在太阳光谱中,波长 0.76~400 微米的波段称为红外线。理疗上常以 1.5 微米为界划分为两个波段,波长 0.76~1.5 微米的波段称作近红外线(短波红外线),穿入组织较深,为 5~10 毫米。波长 1.5~400 微米的波段称为远红外线(长波红外线),多为表层皮肤吸收,穿透组织深度小于 2 毫米。

红外线治疗主要是辐射热的作用,使组织产热,局部皮肤毛细血管扩张充血,血流加快,温度升高,新陈代谢旺盛,

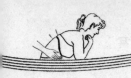

加强组织营养,加速组织的再生能力与细胞活力,加速炎症和代谢产物的吸收,所以可用于消炎、消肿。同时能降低神经末梢的兴奋性,故又有镇痛、松解肌肉痉挛的作用。

颈椎病患者肌肉、韧带出现劳损,神经根与脊髓出现水肿,颈肩部出现放射性疼痛,均可采用红外线疗法。

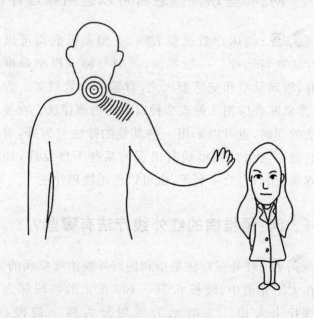

问:颈椎病的超声波疗法有哪些?

答:超声波疗法是将超声波作用于人体以治疗疾病的方法。超声波指的是频率超过 20 000 赫兹,正常人耳听不到的机械振动波。医学上常用频率 800～1 000 千赫的超声波治疗疾病。

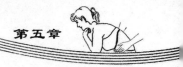

第五章 颈椎病的治疗

超声波治疗作用的基础是机械作用、热作用与理化作用,而前者是最基本的原发作用,它对组织细胞产生细微的按摩作用,使组织软化,增强渗透,提高代谢,促进血液循环及刺激神经系统和细胞功能。超声波的热作用,除了普遍吸收外还有选择性,如在不同组织的界面上尤其是在骨膜上产生局部高温。此外,超声波可以加强催化能力,加速皮肤细胞的新陈代谢,使组织的酸碱度(pH)值向碱性方面变化,有利于减轻急性炎症伴有酸中毒及疼痛。

当颈椎病出现颈肩痛、颈椎后纵韧带骨化症、神经根型与脊髓型颈椎病发生组织粘连时及手术后的患者,均可采用超声波治疗。

问:磁疗对颈椎病有效吗?

答:磁疗法是用磁场作为经络穴位一种刺激能,治疗某些疾病的方法。对颈椎病伴有肌肉劳损、肌肉筋膜炎的病例和少数神经根型颈椎病疼痛较明显的病例进行治疗,或在减轻疼痛方面有一定效果。

(1)能降低神经的兴奋性,提高痛阈,缓解疼痛。

(2)改善局部血液循环,促进新陈代谢,加速渗出吸收。

(3)增加血管的通透性,增强免疫功能,促进炎症消散和炎症产物排泄。

(4)对癌细胞有一定的抑制、杀伤作用。

(5)抑制大脑皮质,改善睡眠。

问：颈椎病可用的微波疗法有哪些？

答：微波疗法是应用波长1～100厘米的超高频电磁波治疗疾病的电疗法，属于内生热疗法。微波具有非常好的温热作用，人体组织吸收微波热能量后，引起组织中的离子、偶极与水分子振荡，分子运动互相摩擦而使电能转换成热能，因此称为热效能。微波的热作用产生于深层组织，有明显的扩张深部动、静脉的作用，血流量明显增加。由于微波具有集束传导特性，故其治疗范围较局限，可以集中于局部治疗。微波除了热效应作用外，还具有热外效应作用。对于颈椎病的治疗主要是利用它的热效应作用。

问：颈椎病可用的激光疗法有哪些？

答：应用激光治疗疾病的方法称为激光疗法，这是20世纪60年代发展起来的一项技术。

激光种类很多，对颈椎病有治疗意义的，通常以氦氖激光为常用，系波长为632.8纳米的红色激光，常用功率为3～20毫瓦。

激光对人体的主要作用基础是热效应、机械效应（光压作用）、光化学效应与电磁效应四个方面。氦氖激光主要是热效应与电磁效应，穿透组织较深，可扩张血管，促进新陈代谢，有改善微循环、增强免疫力、消炎、止痛及促进伤口愈合等作用。

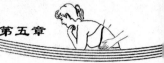

第五章 颈椎病的治疗

临床上激光疗法可用于颈椎病患者的消炎、止痛方面，可局部照射，也可在穴位上照射。

问：颈椎病可用的特定电磁波疗法有哪些？

答：TDP辐射器有一个特殊的电磁波辐射板，在辐射板的表面涂有33种元素，在热、电的作用下，能辐射出一种与生物体辐射的波长相近似的稳定电磁波，当用它照射人体一定部位时，这种特定电磁波与人体辐射波相遇，产生一种"共感效应"，加上TDP辐射器的温热效应，对人体具有以下治疗作用。

(1) 温热作用：可使血管扩张充血，加速血流，能消炎、消肿、促进渗出物的吸收和消散。由于血流加速，血液循环得到改善，局部组织的营养状况亦随之改善。同时，由于组织升温，细胞的生化反应加速，从而可提高组织的新陈代谢，促进组织细胞的再生，有利于损伤组织的修复。

(2) 止痛作用：一方面由于温热作用可降低神经的兴奋性；另一方面由于消肿，可解除肿胀对神经末梢的压迫，从而使疼痛得以缓解或消除。

神灯疗法已经广泛、有效地用于治疗颈椎病。其主要适应证有神经根炎、颈性肩周炎、关节炎、神经痛、软组织损伤、肌痛、肌炎、肌腱炎，以及与颈椎相关的消化系统、心血管系统疾病，还可治疗皮肤创口感染、溃疡等。

高热、有出血或出血倾向、活动性肺结核患者禁用。

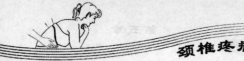

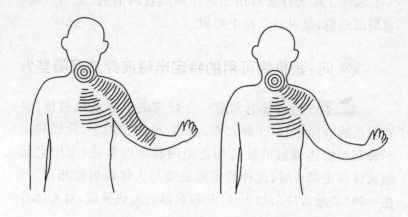

问：颈椎病磁疗法的治疗作用有哪些？

答： 磁场对人体的影响是错综复杂的，其主要治疗作用如下。

(1)镇痛作用：临床实践中大量病例证明，磁场有较好的镇痛作用。磁场作用可提高人体痛觉阈值，其镇痛作用可能与磁场降低末梢神经的兴奋性及阻滞感觉神经的传导、改善局部血液循环、促进炎症渗出物的吸收和消散、缓解神经末梢的压迫，以及使一些缓激肽等致痛化学介质发生某些变化有关。

(2)消肿作用：磁场可增加细胞膜的通透性，改善微循环，促进局部血液循环而起到消肿作用。

(3)消炎作用：磁场对组织的生物物理和生物化学方面有影响，从而改善血液循环和促进新陈代谢，起到消炎作用。

(4)镇静作用：大量临床病例发现，磁场对中枢神经系

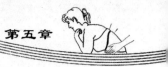

统的功能有抑制作用,能改善睡眠状态,延长睡眠时间,缓解痉挛,降低血压等。

(5)其他作用:近年来,一些临床与实验研究表明,磁场尚有消减体表良性肿物,抑制移植瘤的生长,延迟老化,以及抑制某些肿瘤的生长与转移等作用。

问:颈椎病可用的磁疗法有哪些?

答: 利用外磁场作用于人体可以调节人体组织内生物电,改变代谢与生物化学过程,也能通过穴位刺激调节脏腑经络的功能。

(1)静磁场疗法:静磁场疗法是将磁片置于穴位表面,产生恒定磁场以治疗疾病。常用以下贴法。

①直接贴敷法。将磁片或磁珠直接贴敷于腧穴,进行穴位刺激的方法,为临床磁疗法最常用、最基本的方法。辨证选穴后,先用75%乙醇在穴区消毒,干燥后将磁片或磁珠放置穴区或阿是穴,再用胶布固定,常用单块贴敷法、双块对置法、双块并置法,每周2次。

②间接贴敷法。将磁片缝入衣服、口袋、护腕等制成磁衣、磁带、磁护腕等,使磁片对准穴位或病灶以治疗疾病,适用于对胶布过敏者,以及磁片过大不易胶布固定、长期治疗的慢性病患者等。

③耳穴贴磁法。将直径约1毫米的小磁球置于所选耳部穴位,然后胶布固定,3日1次,两耳交替进行。

(2)脉冲或脉动磁场法(动磁法):是在静磁法基础上发展起来的治疗方法。直流电脉冲感应磁疗机、磁颤摩机等

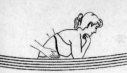

均可产生脉冲或电动磁场,其电极有南北之分,两极可在同一磁头,治疗时将磁头放置于局部进行。还有一种装置是两极分开一定距离,治疗时将肢体或躯干患部置于两极之间进行。磁极表面的磁场强度可以调节大小,最高可达1000毫特,根据治疗的需要进行选择。每次治疗时间一般是15～30分钟。

(3)交变磁场疗法:一般采用频率为5～10赫的低频交变磁场,常用电磁感应机进行。治疗时选择适合的磁头放置在穴位或患部,磁头的表面磁场强度可以调节。常用30～150毫特,每次治疗20～30分钟。治疗时磁头可发热,治疗时间较长时更明显,应注意防止烫伤。

(4)磁电综合疗法:将某些低频电流或中频电流与静磁场联合应用。常用感应电流,中频电流或与刺激电疗法结合应用。治疗方法同电疗法,只是用两个或多对电极,电极不是用铅板或金属板,而是用磁片代替。治疗时磁片电极接通电流,操作方法同电疗法。

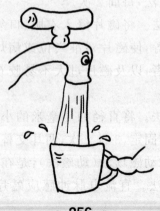

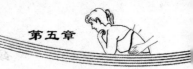

第五章 颈椎病的治疗

(5)磁针疗法:指敷贴法与针灸的耳针或皮内针同时联合应用的治疗方法。将耳针或皮内针埋置妥当后,在针尾露出皮肤部分放置一磁片用胶布固定后,按敷贴法的操作方法治疗。

(6)磁水疗法:将生活用水以适当的速度流经一定的磁场(磁水器)处理后的水,称磁处理水。治疗时患者每日饮用2 000～3 000毫升,早晨空腹时饮用疗效较好,服用3～6个月为1个疗程。磁水以当日磁化、当天饮用为佳。

问:颈椎病常用的离子导入疗法有哪些?

答:离子导入疗法又称直流电离子导入疗法,是利用直流电将药物离子通过完整的皮肤或黏膜导入人体治疗疾病的一种物理疗法。

(1)离子导入疗法所需治疗设备:有治疗机、导线、电极板、衬垫、固定电极用品、专用药液及专用的药物衬垫。选用的药物必须能电解分离成带正电荷或负电荷的离子(或胶体质点)。常用药可配制成2％～10％的水溶液。剧毒药的浓度及剂量应严格掌握,在衬垫上的药量不宜超过注射给药时的一次用量。浸药的衬垫以绒布或2～4层纱布制成,亦可用滤纸,面积与浸药水的布衬垫相等。为防止沾染寄生离子,每个药物衬垫需有标记,供一种药物专用。

(2)离子导入疗法的种类:离子导入疗法使用时可选用衬垫法、水浴法、体腔法等。

①衬垫法。此法最为常用。治疗时将用药液浸湿的药物衬垫直接置于治疗部位的皮肤上,在药垫上再放置以水

浸湿的布衬垫、金属电极板等。放置药垫的电极称为主电极,另一极为辅电极。主电极经导线与治疗机的一个输出端相连接(其极性必须与拟导入药物离子的极性相同),辅电极与治疗机的另一个输出端相连接。亦可将与阳极及阴极相连的衬垫都用药液浸湿,同时分别导入不同极性的药物离子。

②水浴法。适用于前臂、小腿、手、足、指、趾等部位。治疗时将药液盛于水槽内,使治疗部位浸入水浴中,主电极置于水槽内壁,辅电极置于水槽的另一端或固定于身体的相应部位。

③体腔法。进行体腔治疗时,应选用特制的体腔电极(一般以硬橡皮、有机玻璃等材料制成)。先将体腔电极插入阴道、直肠等体腔内,然后往电极内灌注一定量的药液,辅电极置于身体的适当部位。

应用离子导入疗法的药物有碘化钾、普鲁卡因、冰醋酸、陈醋、威灵仙及草乌浸出液和一些自配中药制剂等。

问:颈椎病离子导入疗法的特点有哪些?

答: 离子导入疗法具有以下特点。

(1)本疗法具有直流电和药物的综合作用,直流电使机体产生一系列复杂反应,导入体内的药物离子保持原有的药理特性,二者具有互相加强的作用。直流电和药物作用于内、外感受器,通过反射途径而引起一定的反应。导入的药物还可通过体液途径产生相应的作用。

(2)可将药物直接导入治疗部位,并在局部保持较高的

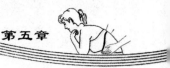

第五章 颈椎病的治疗

浓度。用直流电导入浅部病灶的药物量比肌注法高得多。因此,本疗法特别适用于治疗表浅或血流淤滞的病灶。

(3)导入体内的药物离子在局部皮肤浅层形成离子堆,所以在体内存留的时间比其他给药方法长,药物作用的持续时间较久。

(4)用直流电导入体内的只是能发挥药理作用的药物离子,而采用注射或口服的方法给药,往往引入体内大量没有治疗意义的溶媒或基质。

(5)不破坏皮肤的完整性,不引起疼痛,不刺激胃肠道,因而易于被患者接受。

离子导入疗法治疗颈椎病具有促进颈部血液循环、舒张血管、增加局部血流量、改善局部组织营养、减轻组织水肿和缺氧状态、减少疼痛、改善局部代谢、减轻炎性反应等作用。

问:颈椎病患者如何应用坎离砂疗法?

答: 坎离砂疗法是利用醋酸和氧化铁作用生成醋酸铁时所放出的热能作为热源,传至身体表面,达到治疗作用的一种物理疗法。

(1)坎离砂的制备方法:先将防风、当归、川芎、透骨草等中药捣碎,加醋酸和水煮沸过滤,然后倒入用强火煅烧过的铁末内,搅拌至冷却即成。应用时取坎离砂加少量醋酸,醋酸与氧化铁作用生成醋酸铁,并放出大量热能。由于化学反应逐渐进行,坎离砂温度逐渐升高,约经 10 分钟后达 50℃,20~30 分钟后可达 90℃,60~90 分钟后温度逐渐下

· 259 ·

降,约为70℃。因此,其温度曲线为渐升缓降。坎离砂可重复使用,但随使用次数增多,升温渐次变慢、变低。用过10～15次后,最高温度仅为70℃～80℃。此外,升温情况与在应用时所加入的醋酸浓度有关。所加的醋酸浓度较高时,温度上升较快。

(2)坎离砂疗法治疗颈椎病的机制:主要是温热及机械性压迫作用。治疗时局部皮肤温度明显升高,毛细血管扩张,局部血液循环及物质代谢加强,营养状态得到改善。在整个治疗过程中能保持较高的温度,热作用比蜡疗法强且持久。温热可降低周围神经的兴奋性,因此具有较好的镇痛、解痉、抗炎等作用。此外,制备坎离砂过程中所应用的中药,应具有活血化瘀、祛风散寒、止痛消肿等效用。

问:颈椎病患者可进行哪些家庭理疗?

答: 提倡颈椎病的家庭理疗方法是非常必要的。它不仅能够加强正规治疗的效果,降低复发率,而且可以提高患者对疾病的深入了解和增强保健知识,同时也能节约时间和减轻经济负担。现在市场上有许多厂家生产的家庭用便携式理疗治疗仪器也增加了家庭理疗的可能性。

在家庭理疗治疗中,最容易进行的是温热敷、各种红外线等理疗。热毛巾、热水袋、热水澡等,都是进行温热的便利条件。加热的石蜡白炽灯是很好的红外线发射器。此外,热敷袋、磁场效应治疗仪、小型红外线辐射灯、远红外线治疗仪、周林频谱治疗仪等产品均可用于家庭理疗。

在开展家庭理疗的治疗时,应该在专科医生指导示范

第五章 颈椎病的治疗

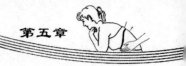

后进行。对家庭理疗的治疗仪器的选择要慎重。进行治疗操作时要严格遵医嘱。在家庭理疗治疗的同时，配合家庭牵引和医疗体操等综合治疗效果将更好。

问：梳头疗法可用于治疗颈椎病吗？

答：梳头疗法是利用牛角梳梳齿梳刮、深压颈部及相关穴位，以治疗颈椎病等疾病的一种民间流传的家庭自我治疗方法。

梳头疗法就是运用多功能牛角梳具在头颈部相应的全息穴区和经络穴位上不停地刺激运动，感传生物信息，使头颈部毛孔开泄，"废物"外排，经络畅达，气血宣通，阴阳平衡，改善局部血液循环，达到治愈的目的。

梳头疗法的方法是：取坐位或站立位，全身放松。治疗时将刮痧油涂在颈部，然后持保健牛角梳成45°，梳齿深触顶枕带上1/3（百会至脑户穴连线上1/3，左右各旁开0.5寸的条带），或顶后斜带（络却穴至百会穴连线两侧各旁开0.25寸的条带），自上而下，各梳刮1分钟，频率为每分钟80次，以发热为宜。

接下来持梳成90°，梳齿深触风府穴（项后正中发际上1寸）至大椎穴（第七颈椎棘突下）；梳齿深触双侧天柱穴（哑门穴旁开1.3寸）至大杼穴（第一胸椎棘突下旁开1.5寸）；梳齿深触双侧风池穴（后头部枕骨下颈部肌肉隆起外缘凹陷处）至肩井穴（大椎穴与肩峰连续中点），自上而下各梳刮40次，以出痧为宜。用保健牛角梳耳棒按揉神门穴（三角窝内，对耳轮上下脚分叉处稍上方），肾（对耳轮上下脚分叉处

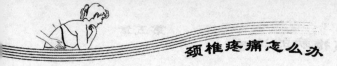

下方),颈椎(胸椎下 1/3),颈(颈椎前侧耳甲缘)各 60 次,以发热为宜。

(4)梳头颈时一般用压梳法,即加强按压力,对年老体弱者宜用平梳法,即按压力适中,颈部出痧 5 日左右消退后再继续治疗。

问:怎样用家庭橡胶锤疗法治疗颈椎病?

答: 橡胶锤疗法是在梅花针疗法的基础上发展而来的。它使用方便,患者容易接受。

橡胶锤疗法治疗颈椎病,能解除因受压迫而出现的某些症状,具有通经活络、畅达筋脉、活血化瘀的功效,起到止痛、解痉、加强组织的适应性和耐受能力的作用,因而可使症状减轻或消失。

治疗时取常规治疗部位进行弹打。重复弹打督脉,重点弹打颈椎两侧。局部弹打颈肩和上肢压痛点,以及大椎、风池、风府、肩髃、曲池及外关等穴。用中度或重度手法弹打。先弹打颈椎与胸椎两侧,弹打至颈肩部有热胀感为好。对兼有眩晕头痛者,加打头部;兼恶心呕吐、汗多心悸者,加打内关和神门等穴;兼体倦乏力、四肢发冷或肿胀者,加打足三里、三阴交、合谷、内关等穴。

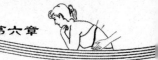

第六章　颈椎病的调养及护理

问：怎样的站姿有助于预防颈椎病？

答：保持身体正常重心，维持人体稳定与平衡，维系脊椎健康。

正确的站姿：两眼平视，下颌稍内收，胸部挺起，腰背平直，小腿微收，两腿直立，两足距离与双肩宽度相等。

错误的站姿：人体重心偏向一侧，久而久之，容易发生颈腰腿痛，甚至造成脊椎变形、内脏下垂等严重问题。

如何纠正错误的站姿呢？

（1）摩天式：吸气，延展脊柱，双脚与肩同宽，呼气，双手十指交叉，缓慢向头顶延展，眼睛目视双手，保持1分钟。

作用：锻炼脊柱伸肌肌群，重建肩膀在髋关节及负重关节的位置。

（2）靠墙式：双脚打开，与肩同宽，后脑、双肩、臀部、双腿及脚跟靠墙。吸气，延展脊柱；呼气，收缩全身肌肉；再次吸气放松，重复动作，保持2分钟。

作用：促进所有负重关节的正常解剖位置排列。

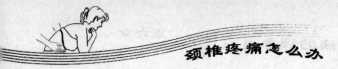

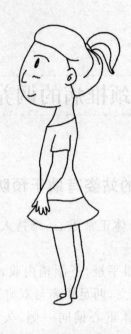

问：怎样的走姿有助于预防颈椎病？

答：行走时,保持身体正常重心,有利于维持人体稳定与平衡,维系脊椎健康。正确的走姿:双目平视前方,头微昂,口微闭,颈正直,胸部自然前上挺,腰部挺直,收小腹,臀部略向后突。双臂自然下垂,双上臂自然摆动,摆幅30°左右,前摆时肘微屈。下肢举步有力,膝关节勿过于弯曲,大腿不宜抬得过高。步幅因人而异,一般平步为70厘米左右。行走时勿上下颤动和左右摇摆。

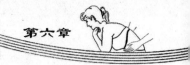

第六章

颈椎病的调养及护理

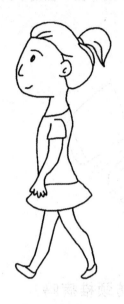
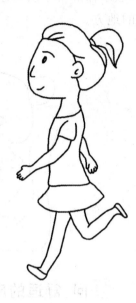

问：怎样的坐姿有助于预防颈椎病？

答： 现代人喜欢率性而为，坐姿也讲求舒适、随意：有人爱"葛优躺"，有人习惯坐在椅凳的边缘，有人喜欢翘"二郎腿"，有人总是倚靠着扶手坐……然而，这样的行为会在不知不觉中损伤脊柱，当然也会损伤颈椎。

正确的坐姿有以下几点：

(1)臀部充分接触椅面，腰背挺直，含胸收腹，颈部直立。

(2)两肩自然下垂，两腿平放。

(3)人体保持"三个直角"，即膝盖处形成第一个直角，大腿和后背形成第二个直角，手肘形成第三个直角。

(4)双眼平视显示器中央，与显示器保持约60厘米的距离,显示器屏幕上所显示的第一排字最好位于视线下约3厘米的地方。

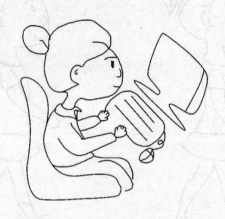

问:舒适的床垫能预防颈椎病吗?

答: 人的一生有近1/3的时间是在床上度过的,睡具(床垫、枕头等)可谓人的"终身伴侣"。

有些人年纪轻轻就腰酸背痛或得了颈椎病,他们或许没想过,问题会出在自己的床上。

人在深睡眠时,肌肉、关节、韧带几乎完全放松。一张合适的床垫相当于一个缓冲器,能"释放"身体各处的压力,自然能减轻腰酸背痛之苦。

过硬的床垫不利于顺应颈椎的生理曲度,身体重量不能均匀承压于床面,"硬碰硬"之下,难免会产生一些不适症状。

而过于柔软的床垫,在人体重压下易形成中间低、周围

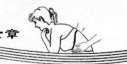

颈椎病的调养及护理

高的状态,同样会影响颈椎的正常生理曲度,造成颈部肌肉、韧带紧张痉挛,亦会导致颈椎病的发生。

而合理的床垫应该是软硬适中的。这样,对身体支撑力的分布比较均匀合理,既能起到充分的承压作用,又能保证合理的脊柱生理弯曲度。

小儿和青少年尤其不宜睡过软的床垫。因为在生长发育时期,长期睡过软的床垫可影响脊柱及四肢关节的发育,甚至有造成腰弯背驼的风险。对于骨质疏松症、腰椎间盘突出症患者,为避免加重病情,则建议睡硬板床。

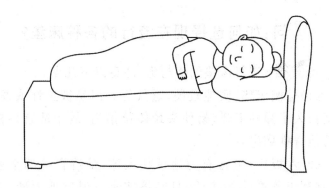

问:好床垫的标准是什么?

答: 床垫的选择亦讲究"因人而异",但最终都应符合以下4个基本原则。

(1)能保持脊柱的生理弯曲。

(2)能使身体得到充分的放松。

(3)床垫材料无异味或发霉。

(4)不会引起出汗过多或皮肤过敏。

透气性,是考量床垫质量好坏的另一个重要指标。

人在睡眠时新陈代谢产生的汗液、皮脂等会不断通过皮肤排出,如果床垫不透气,这些代谢废物不能及时散发,无疑对人体健康十分不利。另外,透气性好的床垫避免了热能攒积,在一定程度上也提高了睡眠质量。

而床垫的厚度则跟它的承托力没有必然的联系,尤其是弹簧床垫,若弹簧长度不变,底面垫料加厚,对承托力影响并不大。比较理想的床垫厚度为12~18厘米。

问:如何选择现在流行的各种床垫?

答: 流行床垫的优与劣,注意以下几点。

(1)棕榈床垫:质地较硬,透气好。但易被虫蛀或发霉,且用长久了弹性下降,易使头颈体位抬高,故不适宜颈椎病及其他脊椎病患者。

(2)木板床:可强有力地承托人体,维持脊柱的平衡状态,有利于颈椎病的防治,且经济实惠。但质地太硬,不利于顺应生理曲度,舒适感差,透气性稍差。

(3)席梦思床垫:贴合脊柱的生理曲线,甚为舒适,透气性佳,利于颈椎病的防治。但硬度要够,不能过软。

(4)乳胶床垫:柔软度较好,吸水力强,但弹性和透气性差,易老化。

(5)充气床垫:易于收藏,携带方便,适用于居家、旅游,但透气性欠佳。

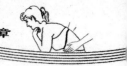

第六章 颈椎病的调养及护理

(6)水床垫：借助水的浮力和比热大的特性，有流动承托、冬暖夏凉等特点，但透气性欠佳。

(7)磁性健康床垫：含有软质磁棒及多极永久磁石，其发射的磁力线，可促进人体血液循环，缓解腰酸背痛，有一定的保健作用。

问：那么多枕头品类你会选择吗？

答：好枕头有以下"四标准"。

(1)枕高：一竖拳高。俗话说"高枕无忧"，其实不然。枕头过高会使头部处于强迫屈曲位，使颈后部软组织长期处于牵伸状态而造成软组织慢性劳损、松弛，影响颈椎的稳定性。同时，增加椎动脉进入颅腔的曲折度，可能引起脑供血不足，均会诱发或加重颈椎病。而另一方面，枕头过低或不用枕头，同样不利于健康。枕头过低或不用枕头，头颈势必过度后仰，前凸曲度加大，椎体前方的肌肉和韧带过度紧张，时间长了就会疲劳，继而引起慢性损伤，加速退行性病变。另外，也容易引起口干舌燥、咽痛、鼻黏膜充血、打呼噜等症状。

因此，不论是颈椎病患者，还是健康人，枕头都必须顺应自身生物力学的特点，选择合理的高度：①仰卧时与自己拳头竖起时等高。②侧卧时与自己肩宽相约。

(2)枕头大小：长稍大于肩宽，宽大于30厘米。建议成年人的枕头长度在40~60厘米(超过使用者肩宽15厘米左右)，宽度不小于30厘米，以确保睡眠时能始终支撑颈椎。

(3)枕芯:硬度适中,透气性好。枕芯要求有一定的硬度和透气性。荞麦皮、稻谷壳、决明子、黄豆、蚕沙等做枕芯都是很好的材料。相比之下,真空棉、棉花、普通海绵等材料做枕芯,就存在透气性和弹性较差的问题。

给儿童做的枕头应柔软、轻便、透气、吸湿性好,枕芯不宜采用过软的材料。因为儿童俯卧姿势多,且不容易自我调整,太软的枕头甚至会有安全问题。

自然环保的填充物备受青睐,而科技含量高的慢回弹记忆棉、PU定型海绵、中空纤维乳胶等,在回弹性、保暖性、蓬松度及使用寿命等方面,毫不逊于自然环保填充物。

至于市场上各种玉石枕、寒水石枕、按摩石枕,则并非人人适用,如体质虚弱、胃寒气虚的人使用会导致病情加重,病期延长。此外,脑梗死患者、产妇、经期妇女等也要避免使用。

(4)枕头放置:忌悬空。枕"头"确切来说应该是枕

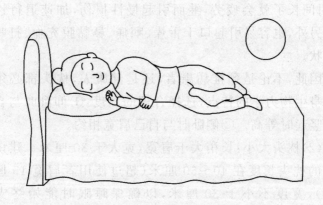

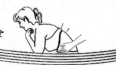

第六章 颈椎病的调养及护理

"颈"。正确的做法是：枕头应置于枕下至颈部的凹处，尤其应充分填塞颈后的空隙（仰卧时）或面部至肩部间的空隙（侧卧时）。不能垫到肩膀，更不能只垫到后脑一半之处。另外，膝下最好安置一个小枕头。

问：适合颈椎病患者的床头保健操有哪些？

答： 该套保健操可在晨起、晚间的床上进行练习，共分为6个动作，分别由呼吸、伸展、提肩、转颈和按摩等动作组成，在疲劳一天后进行颈部的肌肉舒展和局部的肌肉锻炼，不仅能缓解疲劳感觉，通过练习还可以疏通经络，调节机体工作状态，使身体处于健康的循环中。

(1)枕上呼吸：早晨睁眼后不要立即起床，先在床上进行深呼吸。深呼吸同时向上提起肩膀，使肩部尽可能向耳垂靠近，停留2秒缓慢放下。

(2)枕上伸展：双臂经体前交叉，由身体两侧向头上形成伸展状态，尽可能向头部上方较远的位置伸展，手心向上。

(3)枕上转颈：颈部摆正后，整个头部转向左侧，目光看向身体左侧停留2秒还原，之后反方向转颈，每侧重复4次。颈部完全放于枕头上，转动颈部时动作要慢，下巴的位置保持和肩膀的平行。

(4)枕上仰颈：颈部放正，以头顶为中心缓慢向上仰起下颌，直到感觉颈部肌群完全伸展了，停留2秒后缓慢还原。反复4次。

(5)枕上提肩：双臂弯曲后双手抱头，尽可能向后向上展开肩膀,停留2秒后还原;重复4次。注意肩部要放松,伸展要充分。

(6)颈部按摩:按风池穴,以中指抵住风池穴做顺时针和逆时针的旋转各15次。按摩时用手指肚,力度要适中。

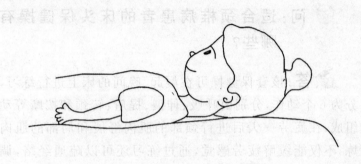

问:适合颈椎病患者的全身保健法有哪些?

答: 正常人的肌肉、韧带、骨骼主要为运动功能而设计。如果不经常锻炼,就会使得肌力下降,关节不灵活,骨矿物质流失加速,提早出现骨质疏松。由于现代人的工作方式大多以手指、手腕之移动来操作计算机鼠标、键盘,这种小关节、小肌腱劳动,不但对心肺功能无帮助,对全身气血运行也无帮助。倘若以肩、肘、髋、膝等四肢大关节,甚至躯干脊椎等部位参与运动,则循环代谢效能全然不同。一来能增强相关肌肉的力量与耐力,再则其运动过程对气血的需求,又足以有效促进心肺功能及全身气血循环,足以

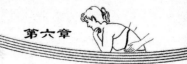

第六章 颈椎病的调养及护理

让缺乏劳动与锻炼的现代人得到平衡弥补。

（1）侧伸拉筋法：做本法时，要一手叉腰，另一手举起，向另外一方侧屈，侧屈度数越大，则代表身体的柔韧性越好。如果身体柔韧性不够，则千万不要勉强作强制性牵拉，以免拉伤肌肉。可以量力而为地练习，保持每天坚持1～2分钟。注意腰部扭伤初愈的患者不要做该练习。练习本法可活化腰部肌肉、关节及分布在侧身的所有经络。

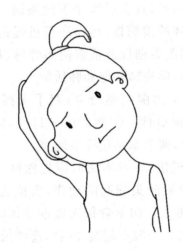

具体做法：①两腿并立，双臂自然下垂。②吸气，右脚向外跨一步。③右手叉腰，左手向上伸展抬高。④边吐气边向右侧弯腰，左臂从头伸向右侧，牵拉左侧腰腹部。⑤吸气动作还原。⑥如此左右双侧交替练习。

（2）腰腹回旋法：本法通过大关节、大肌肉群带动躯体做回旋动作，练习时比较消耗体能，同时也考验平衡感，因

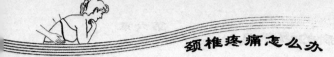

此年老体弱及有眩晕症状的患者不宜练习。通过经常练习本法可增强体质、平衡感及身体的柔韧性,活化全身经络气血。

具体做法:①两腿自然分立,比肩稍宽一些。②上半身缓慢前屈。③以两手臂旋转带动上半身从右向左后再向左旋转腰部。④回到前屈姿势后,往反方向再做1次。分别以顺、逆时针方向旋腰,两眼随手指方向转动。

(3)前屈后仰吐纳法:练习本法时要双手叉腰,双脚直立分开,再慢慢后仰,且前后次序不能颠倒。前屈与后仰的程度,取决于身体的柔韧性,可循序渐进慢慢练习。通过练习本法能活化腰腹柔韧性及诸多阴阳经脉,加强吐故纳新,增加气体的交换,促进肺功能和肺活量。

具体做法:①两腿自然分立,双手叉腰。②两手叉住腰,上半身尽量向后仰。③然后吸一口气,向前屈上半身。④两腿保持伸直,两手掌尽量接触地面。

(4)背肌伸展法:练习本法时应先深吸一口气,只有吸足了气才有力量做两头翘起的动作,看能否保持姿势达5秒、10秒,甚至更久。初学者每次做本动作时,可以从1默数到5,再放下去。一般不超过20秒,连续做10~15次。

具体做法:①俯卧在硬板床上。②两腿并拢,两手臂向后伸直。③头尽量抬高,两腿抬高离床,只有肚子贴在床上。④模拟飞机姿势,保持5~10秒。

(5)脊背滚动法:练习本法时,整个人蜷曲起来,像一个风火轮。练习过程中微呼微吸,轻松而不憋气。在滚动过程中,后背压住床面,使后背中央的督脉和两旁的足太阳膀胱经得到按摩和锻炼。

第六章 颈椎病的调养及护理

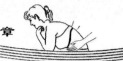

具体做法：①仰卧。②屈髋抱膝，胸部、头尽量贴膝呈圆桶状。③以脊背卧触床面，做前后滚动10～20次。

问：适合颈椎病患者的颈椎保健法有哪些？

答： 颈椎病的主要病理改变，除了颈椎间盘退变，骨质增生也是重要病理因素。尤其是长期固定在特定姿势下生活或工作，会使颈椎及其周边组织的应力、应变值改变，局部成骨细胞活跃占优势，出现骨质增生。

颈椎保健法使局部成骨与破骨趋向动态平衡，不但能停止骨质增生，并且使原来的骨刺有所吸收消退。另外，在颈部慢性劳损和急性外伤作用下，颈肌紧张、痉挛，颈椎保健功可改善肌肉的兴奋性，达到解痉止痛、调整颈部内外平衡之效。

练习颈椎保健功，可加强颈部肌肉的运动，提高肌肉的力量与耐力，增强对颈椎的保护功能，改善颈肩部血液循环，辅助消炎止痛，恢复颈部功能，松解粘连，改善肌肉、神经、韧带、椎间孔与神经之间的不平衡状态，舒解神经根的受压与刺激，舒解骨刺退变，恢复颈椎正常生理曲度。

（1）拍击督脉法：在练习本功法时，无论是左手右手，上而下、下而上，拍击的穴位都分布在督脉上。一个是位于颈椎第七骨节下的大椎穴；另一个是位于第二腰椎下的命门穴。命门主肾之阳气，大椎是督脉与六条阳经交汇之处，是阳经相聚的区域。许多人因为颈椎病，颈肩交接处总是紧绷僵硬。所以，只有将大椎穴部位像解开锁码一样，让经穴之气启动活化，才可使气血畅通。

具体做法:①两腿分立,两臂自然下垂。②右臂上举屈肘,以掌心拍打颈后"大椎穴"。③同时左臂屈肘,以掌背拍击腰部"命门穴"。④头颈部随着拍打动作微微转动(右手拍颈时转向左,反之亦然),力道要轻重适宜。⑤一左一右为1次,速度整齐不宜过快而自成节律,连续拍打10~20次。

注意事项:本功法基本要求站着做,因为直立比坐着更有利于整体经脉气血的畅通。在拍击颈部穴位时,掌心微凹,稍微用点力拍下去,最好能拍出声音,让经脉之气可以振发出来。相反,在拍击背部、腰部时,要用手背去拍打命门穴,力量不宜太重。因为命门之火会随年龄增长越来越弱,所以需要补益它。轻轻拍打为补,重力拍打为泻。两手一手在上拍一手在下拍,慢慢形成规律,除了活化阳气汇聚的督脉,还能使上肢关节灵活轻巧。假如拍时动作艰难、沉重不利落,可能预示颈肩肘腕等关节已经僵硬老化,更需要有耐心来练习强化。

(2)缩颈耸肩法:①两腿分立,双手垂腰。②双肩向上收缩成"耸肩"姿势。③在耸肩同时头颈向下收缩。保持姿势5秒以上。重复做12~16次。

(3)伸颈拔背法:伸展属阳,收缩属阴,如果先收缩再伸展,从阴中取阳一定会有更好的伸展效果。所以一开始建议先做缩颈耸肩功,慢慢地把颈肩部分肌肉收缩,拉抬两肩向上竖起,同时脖子往内缩,甚至可以想象就好像一只乌龟慢慢地用颈脖带着它的头往壳内缩。这样的动作维持几秒,你就会感到肩膀颈部的肌肉更加紧绷僵硬。

几秒过后再按相反的原理做伸颈拔背功,也就是两肩

第六章 颈椎病的调养及护理

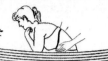

慢慢地往下降,与此同时,脖子挺出去往上伸,颈肩之间出现明显的拉力、分力,与前面缩颈耸肩功的用力方向完全相反。

具体做法:①两腿分立,双手叉腰。②头向上伸,如头顶球状。③双肩同时向下沉,保持姿势3~5秒,重复做12~16次。

(4)前伸探海法:本功法除了预防颈椎病、活动颈部和肩部肌肉、活跃神经、疏通血管以外,连眼睛也一起训练。因为肝开窍于"目",所以活络眼球可以舒解肝的气机。长时间对着电脑,会影响眼的睫状肌。睫状肌主要控制眼睛焦距,远视时这条肌肉放松,近视时睫状肌紧张。持续近距离看电脑,使得睫状肌痉挛,引起假性近视和视力疲劳。假如我们反向操作,眼睛看得越远越高,越宽越广,那么睫状肌越处于放松状态,就能舒解眼睛疲劳。锻炼时让眼睛随颈脖伸展而向前瞪,才能放松控制焦距的睫状肌。

具体做法:①两腿分立,两手叉腰。②头颈向前并转向右前方伸展,双目向下视,如窥探海底之状。③维持姿势3~5秒,然后向左做1次,左右交替各做6~8次。

(5)托天按地法:大椎穴是脊椎骨正中央督脉阳气汇聚的一个穴。6条阳经在大椎穴交会,其中手三阳经包括:手阳明大肠经、手少阳三焦经、手太阳小肠经。它们都通达人体的头部、颈部,直接或间接地与大椎穴相连。手部运动时,除了增强上肢肌肉、关节的运动效能,疏通手部的三阳经,进而把手部的三阴经气血也活络起来。进一步看,还能带动前胸后背肌肉的伸缩变化,具有宽胸理气、改善心肺功能的作用,有利于循环呼吸;对女性乳房保健也有意想不到

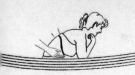

的好处。

具体做法：①两腿并立,两臂自然下垂。②右肘屈曲,逐渐向上提起。③翻掌向上托出,使手臂伸直,掌心向天。④左手臂微屈,用力向下按,头同时后仰,向上看天。⑤维持姿势2～3秒,然后换手做1次,左右交替各做6～8次。

（6）回头望月法：本功法名字叫"回头望月",实际上是头部带动全身脊柱的旋转。它所要达到的是旋腰、旋腹、旋胸、旋颈的效果。人体最强、最能灵活运动的部位是颈部和腰部,所以在生理使用上一定要记住四大方向、六大动作。所谓四大方向就是前、后、左、右；六大动作是前屈、后伸、左侧屈、右侧屈、左旋和右旋。

多数人一辈子低头屈颈、弯腰屈背苦干,身体总是向前卷曲起来,后仰后伸很少,左侧屈和右侧屈更少,左旋右旋

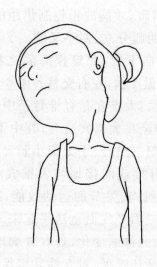

第六章 颈椎病的调养及护理

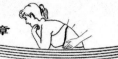

更是相对缺乏,可以通过运动、体操来补充工作上、生活上的不足,均匀开发脊柱的功能。值得一提的是,本功法运动的不只是脖子,而是动员全身的参与。

具体做法:①两腿分立、微屈,两臂自然下垂。②右手置头后,左手置腰背。③上半身前倾45°并向左后旋转,双眼随头部旋转目视后上方,似望身后当空明月般。④维持姿势5~10秒,然后向右边做1次,左右各做6~8次。

注意事项:两脚分立,与肩同宽或者比肩膀稍宽也可以,膝盖可以不用打直,稍微有点弯曲,比较不吃力,自己可以按实际情况选择脚距与步态。一手放枕后,另一手放腰后来帮助稳住上半身。然后慢慢地往反方向旋转。

问:颈椎保健功的注意事项有哪些?

答:颈椎保健功的注意事项有以下几点。

(1)颈椎保健功基本上适用于各型颈椎病,至于颈椎破坏性疾病,如肿瘤、结核、骨折、脱臼、脊髓型颈椎病、手术后等患者,需另请医生指导。

(2)颈椎保健功的动作可以整套练习,也可以个别加强应用,如伏案工作感到颈部疲劳时,随时加练与项争力功,可立刻舒解症状(图6-1)。

(3)急性发病期可根据症状、体能从低练习量做起。随着练功后病情的改善、体质的好转、耐力的增强,再逐步增量,作为预防复发和强壮身体之用。

(4)练功的动作要缓和,忌猛烈、快速和憋气练习。根据实验研究,将颈椎病涉及的肌肉群伸展练习至酸而不至

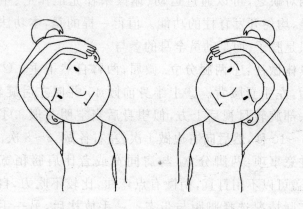

图 6-1 与项争力功

于痛的程度,即有好效果。练功中如果发现某个动作容易诱发症状时,可暂停该动作,待过一段时间再追加此动作。

(5)颈椎保健功贵在坚持,因为颈椎病症状出现之前病因积累和病理变化通常已经历数年,甚至一二十年;颈椎内外平衡失调之纠正需要一定时间,骨刺之吸收消退更非短期可见效的事。若能持续练习 3～5 年必有显著效果。

(6)颈椎病是一项综合多因素和急慢性损伤累积所致的病变,因此在练功保健的同时切莫顾此失彼,不可轻视破坏颈部平衡的各种因素。

问:适合颈椎病患者的颈肩解压法有哪些?

答: 高压力人群多因工作原因而使肌肉经常处于紧绷状态,从而导致颈椎病的发生。紧绷的肌肉会持续压

第六章 颈椎病的调养及护理

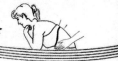

迫到肌肉内的血管,导致血管内血流变小变慢,肌肉细胞组织得不到血液循环带来充分的氧气和养分,同时代谢产物(乳酸)无法及时带离组织,天长日久就会发生肌肉纤维织炎,肌肉变得硬邦邦,缺乏弹性,容易疲劳和出现慢性疼痛,并会引发颈椎病或使原有的颈椎病变加重。本系列功法专为紧张的高压力人群设计,动作简单,解压功效显著。

(1)弓步甩手法:练习本法可促进全身气血运行,通经活络,释放上半身压力。具体做法:①两腿分立,两臂自然下垂。②以弓形步,小腿一定要垂直于脚趾,上半身稍前倾。③两臂自然抬起做前后交替摆动的甩手功,幅度逐渐加大,双手一前一后计为1次,连续做20~30次。

(2)站式甩手法:练习本法可促进全身气血运行,通经活络,释放上半身压力。具体做法:①两脚分立与肩同宽。②双手自然往前上方提起同肩高,手心朝下。后甩时以手臂重量自然下坠至身体后方。③如是一前一后为1次,连续做20~30次,保持自然律动。

(3)弯腰甩手法:练习本法可促进全身气血运行,通经活络。放松上半身,特别是两手在动时,活动整个上半身的肌肉,进而带动上半身的经脉气血、血管的舒张收缩、神经的调控及淋巴的流动。具体做法:①两脚分开站立。②上半身前倾。③双臂自然下垂,在体前做左右摆动的交叉甩手运动。④幅度逐渐加大,连续做20~30次。

(4)外丹法:练习本法可放松全身的肌肉,舒解精神紧张。具体做法:①两脚分立,两臂下垂。②两腿下蹲微屈。③双肩带动双臂上下振荡抖动。两腿膝关节也随之微幅振荡。④每次5~10分钟。

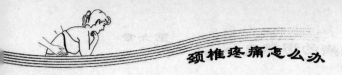

(5)站式压肩法:练习本法可活化上半身经脉气血,释放颈椎、肩胛压力。具体做法:①双腿分开而立,膝关节稍弯曲。②双手虎口朝内扶膝,身体重心尽量放到双腿上,双肩放松。③呼气,用右肩胛骨带动上半身向下、向左扭动。④头颈部随之向左旋转,充分体会右肩胛骨牵拉伸展的感觉。⑤保持姿势10～20秒,然后吸气,动作还原,换作左肩。

(6)跪式压肩法:练习本法可活化上半身经脉气血,释放颈脊椎、肩胛与胸、臂关节压力。具体做法:①先做跪式姿势。②让双膝、双手尽量张开着地,指尖朝内。③保持伸颈抬头、目光朝天姿势。④边呼吸边将上半身下降,以下巴着地,充分体会颈部伸展,肩胛带下压的感受。⑤保持动作10～20秒,可重做3～5次。

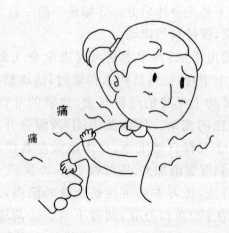

(7)颈肩反向牵拉法:练习本法可释放颈部肌肉的酸

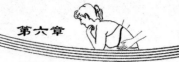

第六章 颈椎病的调养及护理

痛、僵硬、疲劳、倦怠,进而促进整体身心的放松。具体做法:①两脚分立,两臂自然下垂。②抬起左臂,与躯干成 45°夹角,伸展牵拉。③尽量将头往反方向的右边侧屈。④体会颈肩交会处筋肉被牵拉伸展及手掌、手心有源源不断热麻气流的感觉。⑤持续动作 10～20 秒钟。姿势还原后往反方向做 1 次,左右交替做 2～3 次。

问:适合颈椎病患者的伸展运动有哪些?

答:伸展运动又称"拉筋运动",主要是伸展骨骼肌的柔韧性,锻炼身体的灵活度。柔韧性不好的人肌肉出现紧张、僵硬,容易扭伤、拉伤,出现慢性酸、痛、麻、胀与疲劳等不适感。平时我们在正式运动前的暖身运动就包含很多拉筋动作,目的是使关节灵活,肌肉温度上升,这样才能够在正式运动时伸展自如。本系列运动法动作简单,易于学习,只要量力而为地持续练习,就能产生安全又满意的拉筋效果。

(1)滚背拉筋法:练习本法可增强腰部、背部及大腿后部肌肉的柔韧性。

具体做法:①坐在床或地面上。上半身与下半身成为 90°,双手扶腰际。②上半身后倾倒地,双腿顺势向上向后抬起。③尽量让双脚接近或触及地面,维持姿势 10～20 秒。④感受腰背部及腿后肌肉的伸展。

(2)弓腿拉筋法:练习本法可增强腿部柔韧性,恢复身体弹性。

具体做法:①两腿并立,两臂自然下垂。②左腿朝前迈出一大步,两腿成为弓步。③身体前倾,两手按地,尽量伸直小腿拉伸腿后部的肌肉。④持续10～20秒,左右腿交替练习2～3次。

(3)合手侧屈法:练习本法可增强侧腹肌及双手臂柔韧性。

具体做法:①两腿分立,双手掌升起。②呼气时上半身向左侧弯曲,维持动作10～20秒。③吸气动作还原。往反方向再做1次,左右各做3～5次。

(4)双掌旋腰法:练习本法可增强腰部柔韧性及灵活性。

具体做法:①两腿并立站稳。②抬起双臂,使左右手臂伸直,两手立掌,掌心向前。③用两臂带动身体向左或右方旋转,动作宜慢。④维持姿势2～3秒。左右交替各做6～8次。

(5)双手探地法:练习本法可增强腰部及腿部柔韧性。

具体做法:①两腿并立。②微抬双臂,弯腰。③腿部伸直,用双手探地。④维持动作10～20秒,重复2～3次。

(6)背向拉直法:练习本法可增强背脊、腹部及腿部柔韧性。

具体做法:①双腿跪地,用臀部压住双小腿。②双手臂在背后撑地。③抬头挺胸,升起臀部感受腹部伸展。④维持动作10～20秒,重复2～3次。

(7)蜷腿松髋法:练习本法可增强髋关节柔韧性兼有减压效果。

具体做法:①蜷腿端坐。②双脚足底相对合,足跟对着会阴。③双手握紧双脚掌以固定。④两膝上下振动,尽量让膝盖接近地面。⑤振动1～2分钟为宜。

第六章 颈椎病的调养及护理

(8)背向托墙法:练习本法可增强腰腹肌柔韧性。

具体做法:①背对墙壁,两脚分立。②双手举起向后托墙,然后腹部前挺。③维持动作5~10秒,重复2~3次。

(9)双臂压腰法:练习本法可增强双下肢与腰部柔韧性。

具体做法:①面对墙站立。②伸出双臂,扶住墙壁以固定。③腰部做下压动作。④维持动作10~20秒,重复2~3次。

(10)顶墙拉筋法:练习本法可增强腿后肌群柔韧性。

具体做法:①面对墙壁,双手抱头,肘部顶住墙壁。②右脚向前迈出一步,膝盖与脚趾接触墙壁。③左腿从屈曲变成伸直,以伸展腿后部的肌肉。④维持动作10~20秒,左右腿更替2~3次。

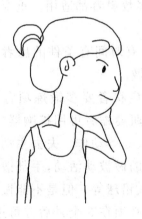 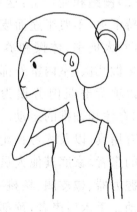

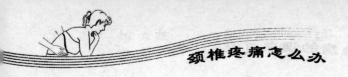

问:颈椎病患者能做哪些运动?

答: 颈椎病患者常年参加运动,锻炼身体,好处很多,能扩大颈部活动范围,增强关节生理功能和颈部肌肉力量,缓解颈背部肌肉痉挛,改善局部血液循环,消肿止痛,还可以使颈椎的椎间孔和椎间隙扩大,缓解对神经系统和血管的压迫和刺激等。总之,能减轻临床症状,减少痛苦,因此,各种体育疗法中,凡头颈部运动的动作,均可以适当选用。

(1)游泳:特别是适宜温度的海水浴,对颈椎病的理疗作用很好,有条件的患者在夏季可以多参加海水游泳活动。

(2)慢跑和徒步走:这对大多数患者都适用。重要的是要坚持下去,不要半途而废。

(3)太极拳、体操和养生功:有时间有条件的患者每天可以多做几次,室内室外都可以做。

以项背部肌肉劳损为主要症状者要多锻炼项背部肌肉,如脊柱和颈椎的运动。四肢肌萎缩者可用扩胸器、哑铃等体育用具,以及练习行走和蹲、立等动作。失去主动活动能力的患者,家庭其他人员可帮助做被动活动,手部锻炼可选用握力器、橡皮圈、核桃、石球、铅球等。但是不能做超负荷运动。手术后患者,颈部体操必须在 3 个月后方可进行,或者在医生指导下进行。

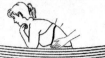

第六章

颈椎病的调养及护理

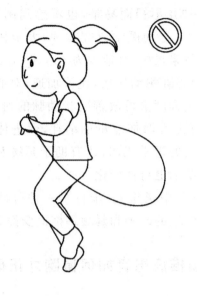

问：颈椎病患者如何步行才有益于颈椎康复呢？

答：走路不仅是人的基本活动，还是一种锻炼身体、促进健康的有效方法，特别是对中老年人和体弱者更是如此。步行的优点是任何人、任何时间、任何地点均可进行。速度快慢、时间长短可由自己控制，而且不易受伤。步行的缺点是费时间，需要多于慢跑1倍的时间，才能达到同样的运动效果。

决定步行运动量的大小是步行的速度与时间。一般步行至少需要20分钟的持续运动才能产生运动效果，散步更

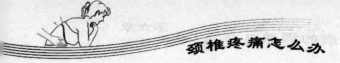

多的是获得精神和身体上的放松。

步行是指在"并不轻而易举,也不感到困难"的主观感觉下进行的运动。运动医学研究发现,大步快走是最好的有氧运动,健身效果最好,其速度为133米/分钟左右。较快速度的步行可使心脏跳动加快,血流加速,对心脏是一种很好的锻炼,在一定程度上可改善冠状动脉的血液循环;长时间和快速度的行走可增加能量的消耗,促进体内多余脂肪的利用,促进糖类的正常代谢;还有助于延缓和防止骨质疏松症,能延缓关节的退行性变化。

颈椎病多发于中老年人,步行是一种可以长期坚持的锻炼方法,对于体质的改善和延缓颈椎退变都有好处。

问:颈椎病患者如何慢跑才正确?

答: 慢跑又称为健身跑,它有别于中长跑,是一种随意的、轻松自如的、不至于气喘的跑步。运动强度大于步行,属中等强度,适合中老年人或具有一定运动基础的慢性病患者。慢跑比较安全,健身效果好,而且运动量容易把握,也便于终身坚持锻炼,所以受到大家的欢迎。但慢跑时下肢关节受力较大,易引起关节疼痛,受伤的机会多于步行和游泳。因此,缺乏锻炼的中老年人宜先练步行,再走跑交替,最后练慢跑,使身体有一个适应的过程。

正确的跑步姿势是:上身正直或稍前倾,肩、颈和上肢要放松,两眼平视,两臂前后摆动,注意不能左右晃动。脚着地要柔和,一般可先用脚跟着地,并迅速过渡到全脚掌,然后向后扒蹬。跑的步伐要有节奏,而且要与呼吸的节奏

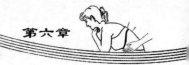

第六章 颈椎病的调养及护理

配合起来。呼吸可根据情况采用"一步一呼,一步一吸"或"二步一呼,二步一吸"等。呼吸的方法多采用"鼻吸嘴呼"的方式,也可以采用鼻和半张嘴同时呼吸的方式。

对于颈椎病患者来说,慢跑也是一种不错的锻炼方法。经常参加慢跑,可以增强体质,延缓骨质增生和韧带老化的过程。

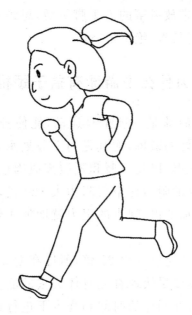

问:放风筝有益于颈椎病的康复吗?

答:颈椎具有滑动、负重、导向、减震等多项功能,使用率比胸椎、腰椎高得多,因此也较易受损。随着年龄的增加,脊椎逐渐老化,而放风筝能延缓颈椎老化。

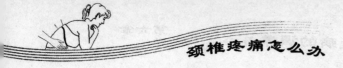

放风筝是一项综合性体育活动。这是因为在大自然中放风筝实际上就是在接受日光浴、空气浴。放风筝时，呼吸缓急有节，心率快慢有度，这样可以增强心、肺功能；跑跑停停，有进有退，或坐或立，这都可以使全身骨骼、肌肉参与到活动中，因此能够促进机体新陈代谢，延缓组织、器官的老化。放风筝不仅能够防治颈椎病，还可减少其他老年病的发病机会。经常放风筝的人手脚灵活，思维敏捷，生活质量高。所以"鸢者长寿"绝不是空话。

问：为什么说游泳有益于颈椎健康呢？

答： 游泳是一项全身运动，能使身体各部分关节和肌肉得到良好的锻炼，尤其是与上肢划水有关的胸大肌、三角肌、背部肌群，以及下肢和腰腹部肌肉也会逐渐发达起来。游泳时，水的阻力比空气阻力大820倍，而且人体在水中的速度每增加2倍，则水的阻力就增加4倍，因此锻炼的效果更好。

水的导热性比空气快28倍，所以在游泳时人体热能散发得很快，更需要尽快地补充身体失去的能量，以抵抗冷水的刺激。因此，在同样的时间和强度下进行运动，水中要比陆地上消耗较多的能量。有研究证明，肥胖者每天游泳30分钟，而饮食不增加，就可以起到减肥的作用。

当人体在水中悬浮游动时，胸部要承受12~15千克水的压力，于是加深了游泳者的呼吸，经过长期的锻炼，必然会使呼吸肌变得强壮有力，从而增加了肺活量。

游泳还有利于锻炼筋骨系统，促进骨骼的生长发育。

第六章

颈椎病的调养及护理

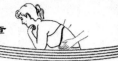

颈椎病患者经常参加游泳,可以促进全身的新陈代谢,增强体质。游泳适合各年龄段的人群。青少年经常游泳,不仅可以促进人体对钙的吸收,还可预防颈椎病。

问:抛沙包有益于颈椎健康吗?

答: 50岁以上的老年人脊柱多有退行性改变,如果再染上不良的生活习惯,颈椎病就很容易找上门,抛沙包能有效地防治颈椎病。

因为抛沙包可以从不同方向、不同高度重复做抛接动作,并可使身体在运动过程中得到协调和控制,从而使手、臂、腰、腹、腿等各部位得到综合性的锻炼,非常适合老年人。

此运动非常简单,而且效果不错。患者可以制作几个大沙包,每个沙包大约100克。找一点沙子或碎石子,洗净,晾干;再找几块厚实的布,比如孩子们穿旧了的牛仔裤,裁好后做成小袋,装入沙子或碎石子,即可做成沙包。

抛沙包锻炼不受人数限制,可以一人在原地练习,也可两个人或3个人一起玩。没有一定规范,一般可根据自身条件自行设计几套适合自己的方法随意练习。

如果老人经常和孩子一起做游戏,不仅能预防颈椎病,还有助于保持年轻的心态,对身心健康都是非常有利的。

问:什么是颈椎病的体育疗法?

答: 体育疗法是一种医疗性的体育运动,是预防

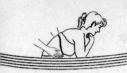

和治疗疾病的一种有效方法。这跟普通的体育运动和一般的治疗方法不同。它的对象是有病的人,手段是体育锻炼,目标是祛病健身。体育疗法无论在东西方各国都有着很悠久的历史,并且在疾病的康复中越来越显示出它的特点和优越性。

体育疗法可改善颈椎间关节的功能,增强颈部肌肉、韧带、关节囊等组织的紧张力,加强颈椎的稳定性,改善颈椎的血液循环,矫正不良的身体姿势。长期坚持体育疗法有助于改善颈椎病的症状,巩固疗效,减少复发,所以在颈椎病的防治中,体育疗法起着重要的作用。

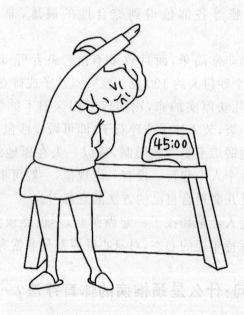

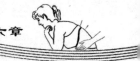

第六章 颈椎病的调养及护理

全身运动和颈部舒缓的局部运动不仅可以改善颈部肌肉韧带的血供,增加肌纤维数目,使肌肉韧带更加强壮,对颈椎起到很好的固定作用,而且可以保护颈椎免受各种损伤。运动可使骨密度增加,防止骨质疏松,减缓退行性改变,减少颈椎病的发生。活动中血液循环加快,脑及脊髓血液供应增加,从而减轻椎动脉型及脊髓型颈椎病的症状。运动还可预防肌肉萎缩、关节挛缩等情况。

问:颈椎病体育疗法有哪些注意事项?

答:体育锻炼对一般颈椎病没有什么特别的禁忌证,但下述特殊情况,不宜采用体育锻炼疗法。

(1)发热高于38℃以上者。

(2)静息状态下脉搏每分100次以上者。

(3)舒张压大于16.0千帕(120毫米汞柱),且有自觉症状者。

(4)收缩压低于13.3千帕(100毫米汞柱),伴有自觉症状者。

(5)心功能不全,伴有心源性哮喘、呼吸困难、心源性水肿,以及胸、腹腔积液者。

(6)近期内有心肌梗死者。

(7)严重心律失常者。

(8)在安静时有心绞痛发作者。

(9)体质非常虚弱者。

此外,对于颈椎病术后患者,因恢复与愈合的基本条件之一是局部制动,故在术后3个月内忌做颈部体操与练功,特别是行颈椎植骨融合或人工关节植入后的患者。脊髓型或椎动脉型颈椎病患者的体育锻炼要循序渐进,不可勉强做颈部大范围活动锻炼,不然易加重脊髓损害或压迫椎动脉而加重原有症状。

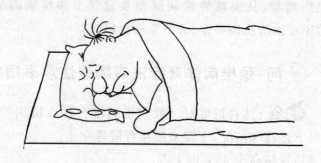

问:颈椎病患者进行体育锻炼时的禁忌有哪些?

答: 颈椎病患者进行体育锻炼时的禁忌有以下几点。

(1)超负荷运动是绝对禁忌的。颈椎病为一退变性疾病,超负荷运动不仅能加速颈椎的退变进程,而且易引起意外发生,脊髓型颈椎病患者应特别注意。另外,椎动脉型颈椎病患者进行侧转和旋转运动易压迫椎动脉而加重原有眩晕症状,故椎动脉型患者侧转和旋转动作最好少做、慢做,甚至暂时不做。

(2)颈椎病术后 3 个月内禁做颈部操,尤其是做过颈椎

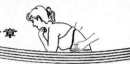

第六章 颈椎病的调养及护理

植骨融合或人工关节置入术后的患者。因为手术是一较大的创伤,伤口恢复与愈合的基本条件是局部的制动。

(3)在体育锻炼过程中,如果症状加重,又没有其他原因者,应当暂时中止锻炼。

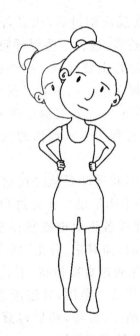

问:颈椎病患者术后康复训练有哪些?

答: 颈椎病患者若需要进行手术治疗,则表明其病情发展到了一定程度。然而手术往往不是治疗的终点,在手术之后患者还需要通过进一步的康复训练解决功能

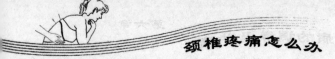

恢复问题。此外,手术还会带来一定的创伤,这也在一定程度上会影响患者今后工作、学习、日常生活的各个方面。因此,欲想在手术后获得最大限度的功能恢复,康复训练是十分必要的。康复训练可在术后康复评定的基础上进行。

(1)在手术创伤反应期过后,患者若病情平稳,康复训练即可开始进行。首先,进行一些深呼吸运动,这样可防止肺部感染;其次,可进行上肢远端一些小范围的关节运动和下肢运动。有些脊髓型颈椎病患者术前已有四肢运动功能损害症状,上述动作也可采取被动运动或主动辅助运动的形式完成。这不仅有利于手术创伤的恢复,而且为今后更好的康复打下基础。

(2)在恢复期,四肢运动要从卧位逐渐过渡到半卧位、坐位的锻炼,然后是下床活动。在此过程中,要逐渐增加肌力训练的运动量,促进各组肌群恢复正常的肌力。尤其是要加强手功能的活动,如对指、分指、抓拿等动作应着重加以训练。下肢训练先通过直腿抬高、下肢负重抬举、伸屈活动以加强肌力和关节活动范围,并逐渐借助双拐、手杖、下肢功能支架等训练站立、迈步,然后过渡到行走。此外,尚可进行作业治疗和生活自理训练。

(3)对于颈椎病手术的局部,早期应严格制动,并重点防止术后外伤造成颈椎病的恶化。在切口及组织(特别是骨组织)愈合之前,应避免颈椎过多、过度地活动,减少其负荷,尽可能保持局部的稳定。在恢复期也应循序渐进地进行生理性活动,以便顺利康复。

(4)对于某些颈椎病患者,在术后还应进行一些心理康

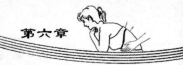

第六章

颈椎病的调养及护理

复疗法,消除悲观和急躁情绪,树立与疾病做斗争的信心。良好的精神状态同样有助于术后更好的康复。

问:颈椎病患者术后护理及康复训练应注意哪些方面?

答: 颈椎病患者术后应当注意:4周后可恢复正常生理活动,卧床期间要注意给患者勤翻身防止压疮发生。如果病情趋于稳定,可以开始进行康复训练,如多做一些深呼吸,这样可以防止长期卧床而致的肺部感染,还要进行握拳、足趾背屈等四肢远端一些小关节活动,这样有利于术后创伤的恢复,防止出现肌肉萎缩。

在恢复期,患者先在床上活动,以后逐渐改为坐位及下

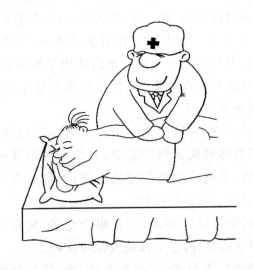

床活动,此期主要是训练肌力。上肢以手部拿、抓动作为主,下肢主要是直腿抬高、伸屈活动等。

问:颈椎病患者饮食调养原则有哪些?

答:颈椎病患者饮食调养原则有以下几点。

(1)饮食要合理搭配:饮食要合理搭配,不要单一偏食。合理饮食,应当根据食物不同的性质,加以合理平衡安排,这也是人们所说的营养学原则。食物一般分为两大类:一类是主食,主要是提供热能,如米、面,均属于这类食物;另一种食物,可以调节生理功能,称为副食,如豆类、水果和蔬菜等。

(2)要对症进食:对症进食,有利于颈椎病患者的康复。由于颈椎病是椎体增生、骨质退化疏松等引起的,所以颈椎病患者应当以富含钙、蛋白质、B族维生素、维生素C和维生素E的饮食为主。其中钙是骨的主要成分,以牛奶、鱼、猪尾骨、黄豆、黑豆等含量为多。蛋白质也是形成韧带、骨骼、肌肉所不可缺少的营养素。B族维生素和维生素E可缓解疼痛、消除疲劳。

另外,如颈椎病属湿热阻滞经络者,应多吃些葛根、苦瓜、丝瓜等清热解肌通络的蔬菜;如属寒湿阻滞经络者,应多吃些狗肉、羊肉等温经散寒的食物;如属血虚气滞者,应多吃公鸡、鲤鱼、黑豆等食物。

颈椎病患者肝肾不足,应长服枸杞子、菊花平肝明目,芝麻、桂圆滋阴补肾,忌辛辣刺激性的食物。

视物模糊、流泪者,宜多吃含钙、硒、锌类食物,如豆制

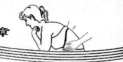

品、动物肝、蛋、鱼、蘑菇、芦笋、胡萝卜;伴高血压者,多吃新鲜蔬菜和水果,如豆芽、海带、木耳、大蒜、芹菜、地瓜、冬瓜、绿豆等。

(3)饮食要有度:颈椎病患者饮食最好清淡、易消化、忌油腻厚味之品。饮食有度,还要做到不要饥饱失常。有些人怕胖,便长期节食,有时甚至不吃,造成摄食不足从而使气血生化之源缺乏,气血衰少,正气虚弱,抵抗力下降,外邪乘虚侵袭。过饥常可发生营养缺乏性疾病。而过饱状态超过脾胃的消化和吸收能力,常导致食积停滞,脾胃损伤,出现脘腹胀满、嗳腐吞酸、厌食、吐泻等食伤脾胃病症。

(4)戒烟限酒:烟酒都属刺激之物,吸烟可直接刺激神经系统,过量饮酒则体内会产生湿热,湿热阻滞经络,也会直接或间接影响到颈椎病的康复。因此,戒烟和少饮酒也很重要。

(5)颈椎病患者要吃高营养食物:颈椎病不像冠心病、高血压、糖尿病等与饮食有密切的关系。因此,颈椎病患者在饮食上虽无特殊的禁忌,但也要注意摄取营养价值高、富含维生素的食物,如豆制品、瘦肉、谷物、海带、紫菜、木耳、水果、蔬菜等以达到增强体质、延缓衰老的目的,颈椎病患者特别应多食含维生素C的食物,如新鲜的水果、蔬菜等。测试研究表明,维生素C具有增强人体免疫力与抗衰老的功能,对阻止颈椎病进一步发展有很大的帮助。

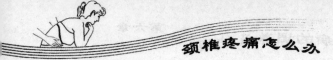

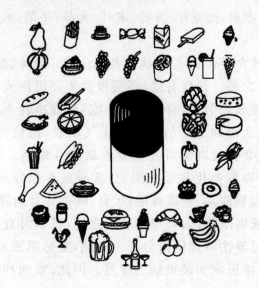

问:经常喝骨头汤可缓解颈椎病吗?

答: 我们平时说的骨头汤,多指的是用猪骨熬成的汤。猪骨和人体骨骼的成分相类似。骨头中的钙、磷等成分溶于汤中,有利于人体吸收。经常喝骨头汤,可以给人体的骨骼提供营养。颈椎病患者经常喝骨头汤,可以延缓颈椎的退变过程。

炖骨头汤时将骨头尽量剁碎,熬汤的时间长一些。用高压锅熬骨头汤也是一个不错的选择。骨头汤可以单独饮用,也可以在吃饭时作为一个汤菜食用。如果担心骨头汤中的油脂太大,可将骨头汤冷却后放入冰箱,等表面的脂肪

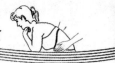

第六章 颈椎病的调养及护理

凝结后,将其去掉,再将剩余的骨头汤加热后饮用。注意饮用的时候应该避开浓茶、菠菜等。

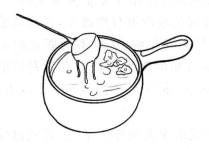

问:多喝鱼头汤有益于颈椎健康吗?

答:鱼头汤中磷的含量相当高,磷是人体内的重要元素,对于维持正常的神经传导,保证骨骼和肌肉的正常代谢都有非常重要的作用。我们在烹制鱼头汤的时候,需要用文火慢炖,这样可以使各种营养元素被释放出来,更容易被人体吸收。经常喝鱼头汤,对于减缓颈椎的退变过程是有一定作用的。

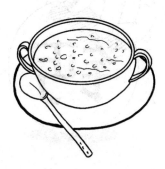

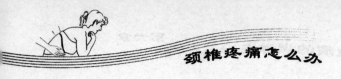

问:颈椎骨质增生是因为补钙过多吗?

答: 颈椎骨质增生是十分常见的一种病,是中老年时期骨关节的生理性退行性改变,是人体衰老的必然结果,它的形成与不同年龄、从事不同职业的人的骨关节及椎体承受的压力和解剖生理特点有着密切的关系。颈椎骨质增生是因为补钙太多的说法,是没有任何科学根据的。

骨质增生是由于人的年龄增大、骨质退变(即老化)引起的,此时通常会有骨质增生与骨质疏松并存,其实这两种病的本质是一致的,都是由退变引起的,因此补钙对于病证来说有积极的治疗作用。临床上有很多患者每天都在吃补钙药品,但还是出现骨质疏松与骨质增生。这是因为钙还有吸收的问题,我们人体一般对钙的吸收率是相当

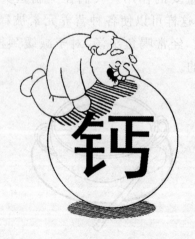

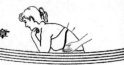

低的。平时可以多喝豆浆,也可以多喝骨头汤。此外,在补钙的同时,建议多晒太阳,并到医院开一些促进钙吸收的药物。

问:适合颈椎病患者的药粥有哪些?

答:以下介绍一些适合颈椎病患者的药粥。

(1)生姜粥

【材料】 粳米50克,生姜5片,连须葱数根,米醋适量。

【做法】 生姜捣烂和米同煮,粥将熟加葱、醋。

【用法】 食后覆被取汗。

【功效】 祛风散寒。

【主治】 适于太阳经脉不利型颈椎病食用。

(2)人参枣粥

【材料】 人参3克,粳米50克,大枣肉15克,白糖适量。

【做法】 把人参粉碎成细粉,粳米用水淘洗净,大枣洗干净去核。粳米、大枣肉放入锅中加入适量水,用武火煮沸,再改文火慢煮熬,粥成后调入人参细粉及白糖适量。

【用法】 早晚2次分食。

【功效】 具有补益气血的功效。

【主治】 适于气血不足型颈椎病患者食用。

(3)莲党杞子粥

【材料】 莲子50克,生党参50克,粳米50克,枸杞子15克,冰糖适量。

【做法】 莲子用温水浸泡,剥去皮,粳米、生党参、枸杞

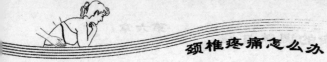

子用水淘洗净。全部原料放锅中,加水适量,用武火煮沸,改文火煮熟,加入冰糖融化即可。

【用法】 早晚2次分服。

【功效】 具有益气养血的功效。

【主治】 适于气血不足型颈椎病患者食用。

(4)黄芪桂圆肉粥

【材料】 黄芪20克,桂圆肉20克,粳米50克,白糖适量。

【做法】 黄芪切片,置锅中加水500毫升,煎取汁;粳米用水洗净,加入黄芪液及适量水煮沸,放桂圆肉同煮成粥后加适量白糖即可。

【用法】 早晚2次分食。

【功效】 具有气血双补的功效。

【主治】 适于年老体弱、气血不足型颈椎病。

(5)桑葚枣圆粥

【材料】 桑葚(鲜)、大枣、糯米各50克,桂圆肉20克,冰糖适量。

【做法】 桑葚、大枣、糯米用水洗干净,放锅中加水适量,用武火煮沸后加桂圆肉,改文火熬煮成粥,加冰糖适量调匀即可。

【用法】 早晚2次分食。

【功效】 具有养血益气的功效。

【主治】 适于年老体弱、气血不足型颈椎病患者食用。

(6)猪心花生粥

【材料】 猪心150克,粳米50克,花生仁50克,味精、精盐、花生油、葱、姜末、料酒各适量。

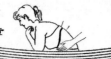

第六章 颈椎病的调养及护理

【做法】 猪心洗净切丁,花生、粳米洗净。花生油下锅加入葱、姜末、料酒及猪心,煸炒片刻再加精盐、清水、粳米、花生仁,武火煮沸,文火熬煮成粥,加入适量味精即可。

【用法】 早晚2次分食。

【功效】 养心安神,养血健脑。

【主治】 适于神经根型颈椎病,以及各型颈椎病的辅助治疗。

(7)山楂丹参粥

【材料】 山楂50克,丹参15克,粳米50克,冰糖适量。

【做法】 山楂片、粳米、丹参洗净,先煎丹参除渣取汁;再放山楂片、粳米、水适量,用武火煮沸,文火熬煮成粥后,加冰糖适量调匀即成。

【用法】 早晚2次分食。

【功效】 具有活血化瘀,通经止痛的功效。

【主治】 适于气滞血瘀型颈椎病患者食用。

(8)菊花葛根粥

【材料】 菊花15克,葛根50克,大米100克,冰糖适量。

【做法】 菊花放入锅中加水适量,煎后取汁弃渣。葛根洗净,切成碎粒,与洗净的粳米一起放入锅中加水适量煮粥,加白糖适量。

【用法】 早晚2次分食。

【功效】 升清降浊,通络止痛。

【主治】 适于神经根型颈椎病的辅助治疗,对头痛项强、视物不清者尤为适宜。

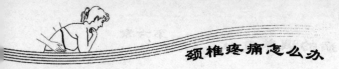

(9)葛根五加粥

【材料】 葛根、薏苡仁、大米各50克,刺五加15克。

【做法】 原料洗净,葛根切碎,刺五加先煎取汁,与余料同放入锅中,加水适量,武火煮沸,文火熬成粥。可加冰糖适量。

【用法】 早晚2次分食。

【功效】 具有祛风除湿止痛的功效。

【主治】 适于风寒湿痹阻滞型颈椎病,颈项强痛患者食用。

(10)参芪桂圆粥

【材料】 党参、黄芪、桂圆肉、枸杞子各20克,大米50克。

【做法】 党参、黄芪洗净,切碎先煎取汁,加水适量煮沸,加入桂圆肉、枸杞子及大米,文火煮成粥,加适量白糖即可。

【用法】 早晚2次分食。

【功效】 具有补气养血的功效。

【主治】 适于气血亏虚型颈椎病患者食用。

(11)木瓜陈皮粥

【材料】 木瓜、陈皮、丝瓜络、川贝母各10克,粳米50克,冰糖适量。

【做法】 将原料洗净,木瓜、陈皮、丝瓜络先煎,去渣取汁,加入川贝母(切碎)、粳米煮熟,加冰糖适量即成。

【用法】 每日2次分食。

【功效】 化痰,除湿,通络。

【主治】 适于痰湿阻滞型颈椎病。

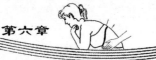

(12)枸杞牛肉粥

【材料】 黄牛肉丁 50 克,糯米 100 克,枸杞子 20 克,精盐适量。

【做法】 将黄牛肉丁、糯米共煮粥,待粥将煮好时放入枸杞子,再加精盐调味后即可。

【用法】 每日 1~2 次服食。

【功效】 补肾益精,强筋壮骨。

【主治】 适于颈椎病颈项不利、下肢痿软者。

(13)大米芝麻粥

【材料】 芝麻 15 克,大米 100 克。

【做法】 将芝麻用水淘净,轻微炒黄后研成泥状,加大米煮成粥。

【用法】 每日 1 剂,供早餐食用。

【功效】 补肝肾,润五脏。

【主治】 适于湿热中阻型颈椎病。

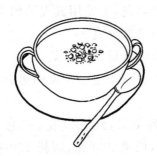

问:适合颈椎病患者的菜肴有哪些?

答:以下介绍几种适合颈椎病患者的菜肴。

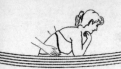

(1) 天麻炖鲢鱼头

【材料】 天麻15克,鲢鱼头1个(约250克),黄酒、葱花、生姜末、精盐、五香粉、麻油各适量。

【做法】 将天麻拣杂,洗净,晾干后切成薄片,装入纱布袋中,扎紧袋口备用。将鲢鱼头去鳃,洗净,放入砂锅,加水适量,武火煮沸,撇去浮沫,烹入黄酒,放入天麻药袋,加葱花、生姜末,改用文火煨炖30分钟,取出药袋,砂锅中加入精盐、五香粉,再煨炖至鱼头酥烂,淋入麻油即成。

【用法】 佐餐当菜,药袋中天麻片也可一同嚼食。

【功效】 具有疏风散寒,强壮筋骨的功效。

【主治】 适于太阳经督脉型、痹证型颈椎病患者食用。

(2) 牛骨髓蒸鹌鹑蛋

【材料】 牛骨髓30克,鹌鹑蛋10只,黄酒、精盐、味精、鲜汤各适量。

【做法】 将鹌鹑蛋去壳放入碗中,加入牛骨髓,并加黄酒、精盐、味精以及鲜汤,上笼用武火蒸约10分钟即成。

【用法】 早晚2次分食。

【功效】 具有滋补肝肾的功效。

【主治】 适于肝肾不足型颈椎病患者食用。

(3) 红七鸡

【材料】 母鸡1只,红花5克,三七10克,枸杞子10克,猪瘦肉100克,白菜250克,面粉150克,黄酒、精盐、生姜片、葱段、胡椒粉、清汤各适量。

【做法】 将鸡宰杀后去毛、内脏、爪甲,洗净;红花洗净;枸杞子、三七洗净,隔水蒸煮10分钟后,将三七切片;猪肉洗净,剁成肉泥;白菜洗净,入沸水中烫一下,捞出后剁

第六章 颈椎病的调养及护理

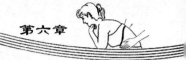

碎;面粉加水调成面团;葱、姜洗净后,少许葱切成细末,葱白切段,将部分生姜捣汁。将鸡先放入沸水中烫一下,捞出后沥干水分,将红花、三七片、枸杞子、姜片、葱白段塞入鸡腹,把鸡放入搪瓷盆内,加清汤及胡椒粉、黄酒、精盐,上笼用武火蒸煮1小时;同时将猪肉泥加精盐、胡椒粉、黄酒、生姜汁、白菜和少许清水搅拌成馅,将面团擀皮包饺子。另锅上火,加清水,煮沸后下饺子,煮熟捞出,鸡熟时取出鸡,将鸡汤、饺子盛入瓷盆中即成。

【用法】 佐餐食用。

【功效】 具有活血化瘀,消肿止痛,补益肝肾的功效。

【主治】 适于肝肾亏虚、气滞血瘀型颈椎病患者。

(4)川芎鸭煲

【材料】 当归15克,川芎10克,红花5克,鸭1只,黄酒、精盐、胡椒粉、姜片、葱白段各适量。

【做法】 将当归、川芎、红花洗净,隔水蒸煮30分钟备用;将鸭宰杀,去毛及内脏,洗净。把当归、川芎、红花及洗净的姜片、葱白段塞入鸭腹中,入锅加清水淹没,武火煮沸后,撇去浮沫,加黄酒,文火煨煮30分钟后,调入精盐,继续煨煮至鸭肉酥烂,调入胡椒粉即成。

【用法】 佐餐食用。

【功效】 具有活血化瘀,滋补肝肾的功效。

【主治】 适于气滞血瘀兼有肝肾不足之颈椎病患者。

(5)当归川芎茶叶蛋

【材料】 当归15克,川芎15克,茴香10克,红茶10克,鸡蛋10个,精盐、酱油各适量。

【做法】 将鸡蛋洗净,入锅加水煮熟,捞出后将鸡蛋壳打碎,再入锅,加当归、川芎、茴香、红茶、酱油、精盐,武火煮沸后改用文火煨煮30分钟,再浸泡1夜,次日煮沸后即成。

【用法】 佐餐食用。

【功效】 具有补气养血,活血化瘀,温经通络的功效。

【主治】 适于气血不足兼瘀血阻滞之颈椎病患者。

(6)桃仁鸡丁

【材料】 桃仁15克,鸡丁100克,菜椒2个,黄酒、植物油、精盐、水淀粉各适量。

【做法】 将桃仁入油锅氽至微黄,捞出备用;将菜椒去子,洗净后切块。起油锅,放入桃仁、鸡丁翻炒片刻,加黄酒、清水、精盐,翻炒至鸡丁五成熟,倒入菜椒块,继续翻炒至将热,调入水淀粉勾芡即成。

【用法】 佐餐食用。

【功效】 具有补血活血的功效。

【主治】 适于血虚瘀滞引起的颈椎病患者。

(7)刘寄奴煨老鸭

【材料】 刘寄奴10克,老鸭1只,黄酒、精盐、胡椒粉、姜片、葱白各适量。

【做法】 将刘寄奴洗净,装入布袋。老鸭宰杀后去毛及内脏,洗净后入锅,加刘寄奴药袋、姜片、葱白、清水适量,武火煮沸后撇去浮沫,加黄酒,文火煨煮2小时,至鸭肉酥烂后,取出药袋,加精盐、胡椒粉,再沸后即成。

【用法】 佐餐食用。

【功效】 具有补气养血,活血通络,利湿除痹的功效。

【主治】 适于气血不足、痰瘀交阻型颈椎病患者。

第六章

颈椎病的调养及护理

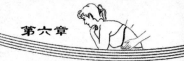

问：适合颈椎病患者的药茶有哪些？

答：以下介绍几种适合颈椎病患者的药茶。

(1) 桃仁红花川芎蜜饮

【材料】 桃仁10克,红花6克,川芎10克,白蜜适量。

【做法】 将桃仁、红花、川芎同入锅中,加水适量,用文火煎煮40分钟,取汁,待温后加入白蜜调匀。

【用法】 早晚2次分饮。

【功效】 具有活血通络,行气通络的功效。

【主治】 气滞血瘀型颈椎病。

(2) 川芎寄生茶

【材料】 川芎5克,桑寄生10克,桂枝5克,红茶3克。

【做法】 将诸药洗净,切碎片,与红茶一同入锅,煎煮30分钟,去渣取汁。

【用法】 代茶频饮,当日饮完。

【功效】 具有温阳散寒,活血化瘀的功效。

【主治】 太阳经督脉型、痹证型、气滞血瘀型颈椎病。

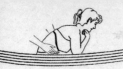

(3)菊楂决明蜜饮

【材料】 菊花10克,生山楂(打碎)15克,决明子20克,冰糖适量。

【做法】 上药同煮,去渣取汁,调入冰糖。

【用法】 代茶饮。

【功效】 具有疏肝清风,活血化瘀的功效。

【主治】 气滞血瘀型兼有头晕目眩的颈椎病。

(4)桃仁决明蜜茶

【材料】 桃仁(打碎)10克,决明子12克,白蜜适量。

【做法】 将桃仁、决明子同煎取汁,兑入白蜜。

【用法】 代茶饮。

【功效】 具有活血通络,清肝息风的功效。

【主治】 脊髓型颈椎病。

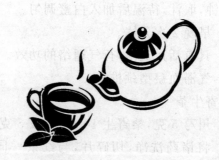

问:喜欢吃咸口食物对颈椎会有影响吗?

答:有的人喜欢吃菜的时候多放一些盐,这种习惯对颈椎是有一定不良影响的。人体的钠离子和钙离子都需要在肾脏经重吸收后进入血液。

食盐的主要成分是氯化钠。如果钠盐摄入过多,导致肾小管重吸收过程中大量钠离子与钙离子竞争,会使钙的排泄量增加。体内钙离子的缺乏可以导致骨质疏松和骨质增生,从而加快颈椎的退变。

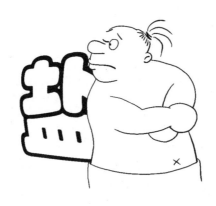

问:颈椎病患者可以喝咖啡吗?

答: 大量饮用咖啡可以抑制人体中磷酸二酯酶的活性,使骨吸收加快;还可以抑制小肠对钙的吸收,导致骨钙大量流失。特别是孕妇,若大量饮用咖啡会加速骨质疏松症的发生。

总的来说,颈椎病患者可以根据自身状况适量饮用咖啡,但不能饮用太多,并要掌握好饮用的时机。晚上不能喝咖啡,否则会导致失眠。